L'incontinence urinaire *en questions*

Pr François Haab
Pr Gérard Amarenco
Alain Bourcier

DaTeBe Éditions

Avant-propos

Les maladies présentent souvent des caractères spécifiques selon le sexe. Voilà qui nous a semblé justifier la création d'une nouvelle collection : *Santé au féminin*.

L'Incontinence urinaire en questions inaugure ce dialogue privilégié avec les patientes, soucieuses de faire face à ce handicap physique et psychologique fréquent.

Que cette lecture vous apporte l'essentiel des réponses à vos questions...

Claudie Damour-Terrasson, Président-directeur général
Groupe de presse et d'édition santé Vivactis Media

et Gérard Mégret, Directeur médical

ISBN : 2-9520435-3-1

Préface

L'incontinence urinaire féminine ne doit plus être vécue comme une fatalité. Pourquoi ?

Pr Philippe Mangin, Président de l'Association Française d'Urologie

Grâce aux outils diagnostiques modernes, nous sommes aujourd'hui en mesure de décomposer les différents mécanismes d'une incontinence, qui sont nombreux et peuvent être intriqués de façon complexe. Par ailleurs, nous disposons maintenant de tout un arsenal thérapeutique permettant de traiter électivement chaque type d'incontinence par un traitement spécifique : médicaments, rééducation, chirurgie ouverte ou cœlioscopique, neuromodulation de la vessie, sphincter artificiel, etc. Nous sommes donc capables de guérir la plupart des incontinences. Quant aux autres, le plus souvent, nous les améliorons. Ce bénéfice est d'autant plus précieux que la durée de vie ne cesse de s'allonger et que la qualité de vie devient une préoccupation naturelle.

Les urologues, spécialistes de l'appareil urinaire, savent prendre en charge toutes ces formes d'incontinence en s'entourant d'autres spécialistes : médecins rééducateurs, radiologues, neurologues, gynécologues et gynécologues-obstétriciens, kinésithérapeutes spécialisés, etc.

Je remercie les Prs François Haab et Gérard Amarenco ainsi que M. Alain Bourcier, éminents spécialistes français de l'incontinence, d'avoir su mettre à la portée du grand public les connaissances actuelles sous une forme aussi vivante et didactique.

L'intégralité des droits d'auteur du Pr François Haab,
du Pr Gérard Amarenco et de M. Alain Bourcier
sera reversée à l'association de patientes "Femmes pour toujours".

Présentation des auteurs

Le Pr François Haab, expert internationalement reconnu pour l'exploration et le traitement de l'incontinence urinaire de la femme, est chirurgien urologue. Il coordonne le Centre d'explorations périnéales de l'hôpital Tenon, à Paris.

Le Pr Gérard Amarenco dirige le Service de rééducation neurologique et d'explorations périnéales qu'il a créé à l'hôpital Rothschild, à Paris. Il est l'un des experts les plus reconnus sur le plan international dans le domaine des troubles urinaires liés aux maladies neurologiques.

Alain Bourcier est kinésithérapeute, spécialisé dans la prise en charge des troubles urinaires. Il fait partie de l'équipe du Centre d'explorations périnéales de l'hôpital Tenon, à Paris. Ses nombreux travaux ont une renommée internationale.

Les auteurs remercient les experts ayant collaboré à cet ouvrage :
Laure Mourichon, Pr François Richard, Pr Olivier Cussenot,
Françoise Nicole Kremer, Pr Michel Averous, Pr Bernard Jacquetin,
Jean-Pierre Dentz, Dr Jean-Jacques Labat, Pr Pierre Costa.

Guide de lecture

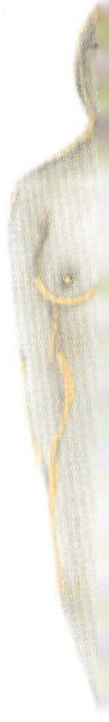

Cet ouvrage a été rédigé à partir de questions déposées par des patientes sur un registre créé à cette intention. Ces questions ont été regroupées par thème pour faciliter la lecture. Ainsi, il peut y avoir parfois certaines redondances dans les informations fournies.

L'ouvrage est composé de la manière suivante :

- après ce guide de lecture, vous trouverez un sommaire avec les têtes de chapitre ;
- puis les questions-réponses qui constituent la partie principale de l'ouvrage ;
- ensuite, une table des matières détaillée avec l'ensemble des questions abordées ;
- et enfin, un "minidico" destiné à expliquer le sens de certains termes techniques que vous pourrez rencontrer au cours de votre lecture.

Sommaire

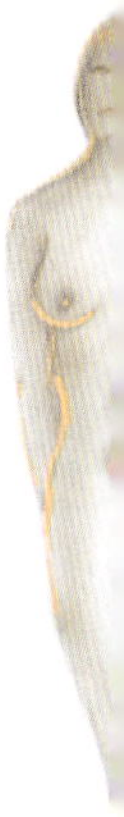

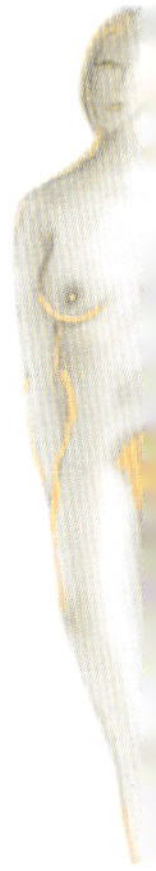

I. Du fonctionnement normal à l'incontinence

Qu'est-ce que la vessie ?

La vessie est un réservoir permettant de stocker l'urine produite par les reins. Elle possède un conduit d'évacuation appelé "urèthre". Celui-ci est entouré par un anneau musculaire, le sphincter, qui peut plus ou moins le comprimer. Lorsque la vessie se vide, on parle de miction. La miction est donc le terme médical qui décrit l'action d'uriner. Ensuite, la vessie se remplit à nouveau. Cette alternance de remplissage et de vidange constitue le cycle mictionnel. Comme vous le verrez tout au long de cet ouvrage, la vessie est bien plus qu'un simple réservoir. La vessie est en fait un véritable organe avec sa sensibilité, sa motricité, son innervation, ses réflexes, ses conditionnements. Ainsi, la vessie peut être le "marqueur" de désordres psychologiques, de problèmes neurologiques, mais aussi être à l'origine de symptômes dus à un dysfonctionnement propre à cet organe. Finalement, le contrôle urinaire est un mécanisme complexe ; c'est d'ailleurs l'une des dernières fonctions que l'enfant acquiert au cours de son développement. L'enfant sait marcher, parler avant de contrôler parfaitement sa vessie. Cette mécanique de précision peut donc se dérégler facilement pour des raisons mineures. C'est tout l'intérêt de consulter car la solution à apporter au problème ressenti est peut-être simple.

Qu'est-ce qu'une continence normale ?

Ne pas être obligée de se lever la nuit, uriner seulement quatre à huit fois par jour, pouvoir boire à satiété, se sentir libre, être capable de se retenir et maîtriser les mécanismes impliqués dans le cycle mictionnel, c'est être continente. En fait, le dictionnaire de l'Académie de médecine définit la continence comme la faculté "de retenir inconsciemment et volontairement ses urines".

Un organisme bien constitué pour un fonctionnement optimal

Examinons plus en détail l'appareil urinaire. L'urèthre, structure en forme de tube de 3 à 5 cm de long et de 7 mm de diamètre, est le conduit qui permet l'évacuation des urines entre la vessie et le méat. Il est en partie entouré de fibres musculaires formant le sphincter, lequel joue le rôle de robinet de fermeture comprimant l'urèthre. Le tout est imbriqué dans un ensemble musculaire soutenant comme un hamac l'ensemble des organes de la femme : le périnée.

Il faut ajouter que la vessie ne fonctionne correctement que sous un contrôle neurologique permettant une action coordonnée de tous les organes impliqués dans la miction et la continence.

Un adulte urine en moyenne quatre à six fois par jour et, éventuellement, une seule fois la nuit. Enfin, la quantité d'urine émise à chaque miction est de 300 à 500 ml. En vieillissant, la capacité de la vessie peut diminuer et, de ce fait, le nombre de mictions augmenter.

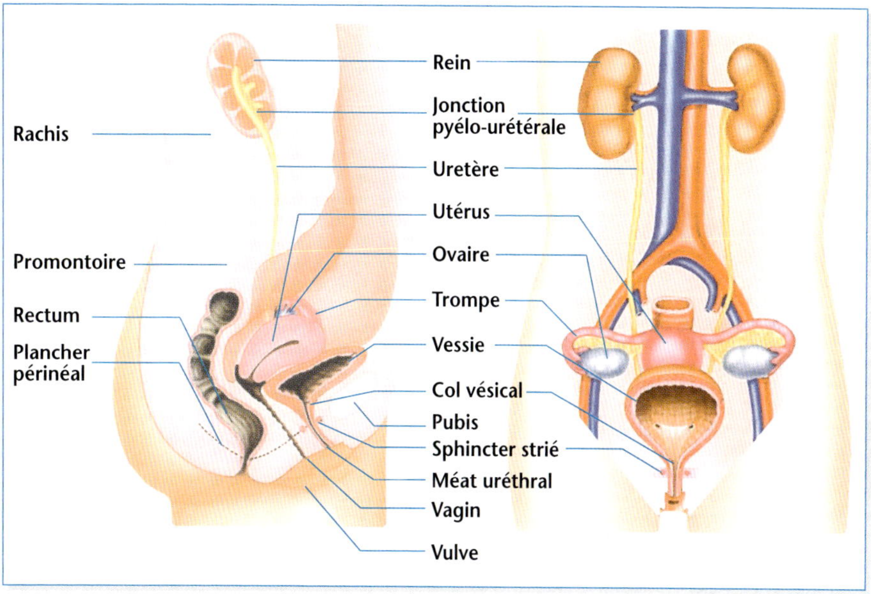

Qu'est-ce que l'incontinence urinaire ?

La Société savante internationale ICS (International Continence Society) a défini à plusieurs reprises l'incontinence urinaire. Selon la définition adoptée en 2002, l'incontinence urinaire correspond à toute plainte exprimée par le patient relative à une fuite involontaire d'urine. Il en ressort donc que le retentissement physique et psychologique de l'incontinence prime sur l'importance des fuites. En d'autres termes, l'on doit prendre en compte en priorité la gêne que l'incontinence occasionne plutôt que la quantité ou le volume. On comprend que, s'il n'existe pas de dépistage systématique de l'incontinence urinaire, il revient à chaque femme de s'interroger sur ce qu'elle ressent et de consulter.

De quel type d'incontinence est-ce que je souffre ?

La classification médicale définit trois types d'incontinence urinaire.

L'incontinence urinaire à l'effort

C'est une perte d'urine survenant lors d'une augmentation de la pression abdominale (éternuement, toux, effort, soulèvement de poids, marche, etc.). Ce type d'incontinence est dû à une faiblesse du sphincter et des muscles du périnée. Quand ces muscles ne sont plus capables d'assurer leur fonction de contrôle, il suffit d'une augmentation de la pression (toux, effort physique) pour entraîner des fuites. L'incontinence à l'effort est la principale forme d'incontinence urinaire chez la femme. En effet, environ 50 % des femmes souffrant de fuites ont une incontinence à l'effort isolée.

L'incontinence par impériosité

On nomme aussi ce type d'incontinence "instabilité vésicale" ou "hyperactivité vésicale". C'est une perte d'urine par envies pressantes non maîtrisables, en rapport avec une contraction involontaire,

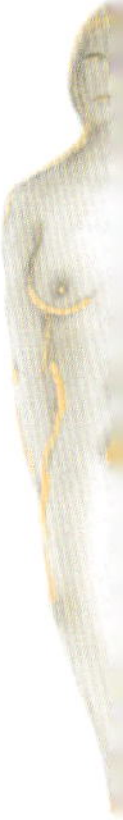

prématurée, imprévisible de la vessie. Cela se traduit par des envies d'uriner brutales, trop fréquentes, de jour comme de nuit. Contrairement à ce qui se produit lors de l'incontinence à l'effort, le sphincter urinaire n'est habituellement pas en cause. L'instabilité vésicale représente 20 % des incontinences urinaires.

L'incontinence mixte

C'est l'association chez une même patiente d'une incontinence à l'effort et d'une incontinence par impériosité. L'incontinence mixte représente 30 % des incontinences urinaires.

L'incontinence est-elle ou cache-t-elle une maladie ?

Pour répondre à cette question, il faut distinguer les types d'incontinence. L'incontinence à l'effort n'est pas une maladie au sens strict du terme. Ces fuites, purement mécaniques, correspondent à un déséquilibre de pression entre l'effort fourni et la capacité de résistance du sphincter urinaire.

En revanche, l'incontinence par impériosité peut parfois cacher une infection urinaire, une pathologie vésicale comme un polype, un calcul des voies urinaires, une inflammation vaginale ou encore une maladie neurologique. Il est donc important de rechercher une cause éventuelle à l'origine du problème, de procéder par élimination pour définir l'origine de l'incontinence.

Enfin, une incontinence urinaire n'est parfois qu'un facteur parmi d'autres d'une difficulté psychologique ponctuelle.

Quels sont les facteurs de risque de l'incontinence à l'effort ?

Le principal facteur favorisant l'incontinence à l'effort est en rapport avec les événements dits obstétricaux : nombre de grossesses, nombre d'accouchements par voies naturelles, poids des bébés, difficulté des accouchements. Comme on peut l'imaginer, plus un accouchement a été difficile, plus le périnée a été sollicité. Les accouchements réalisés par césarienne ont un "risque périnéal" significativement moins important. Pour donner quelques chiffres, les études scientifiques ont établi que le risque d'incontinence est plus important lorsque le poids de naissance du bébé dépasse 3,7 kg, lorsque le périmètre crânien est supérieur à 35 cm ou en cas de mauvaise "présentation" de l'enfant, ce que l'on appelle notamment les accouchements par le siège. S'il a été nécessaire de recourir à des techniques d'aide à l'accouchement, comme l'utilisation de forceps ou de ventouses, le risque d'incontinence à l'effort est également plus important. Enfin, l'expression abdominale qui consiste à comprimer fortement le ventre pour aider la progression de l'enfant est certainement une technique d'accouchement extrêmement délétère pour le périnée. Une question n'est toujours pas résolue par les experts : l'épisiotomie peut-elle diminuer le risque d'incontinence après un accouchement ? Il paraît à peu près certain que l'épisiotomie systématique n'est certainement pas justifiée ; en revanche, il est clair que certaines patientes tirent un bénéfice de cette technique. C'est donc à l'obstétricien ou à la sage-femme de décider au cas par cas en fonction de l'évolution de l'accouchement si ce geste est nécessaire. La grossesse elle-même peut avoir des conséquences sur le fonctionnement de la vessie et du sphincter urinaire.

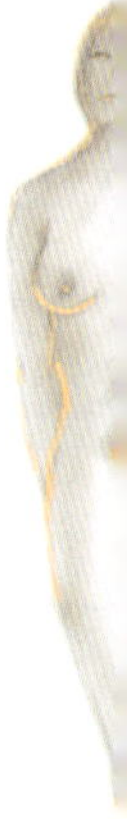

Par ailleurs, tous les efforts chroniques qui sollicitent de façon importante le périnée peuvent à la longue entraîner une incontinence urinaire à l'effort. Ainsi, les principales circonstances à risque seront, par exemple :

- la pratique intensive de certains sports ;
- une bronchite chronique en raison des efforts de toux répétés ;
- une constipation opiniâtre ;
- etc.

Signalons enfin que des études récentes ont montré que le tabagisme favorisait l'incontinence urinaire. Dans ce contexte, le risque d'incontinence à l'effort semble directement proportionnel à la consommation de tabac avec une diminution du risque en cas de sevrage.

Y a-t-il des circonstances particulières qui déclenchent des envies pressantes ?

Oui, un certain nombre de situations peuvent exacerber les symptômes de l'hyperactivité vésicale.
En premier lieu, les stimulations sensorielles peuvent être des facteurs déclenchants : par exemple, le fait de mettre ses mains sous l'eau froide, d'entendre le bruit d'une fontaine ou d'un ruisseau. Pour certaines femmes, le froid ou un temps humide produit le même effet.
Il est probable que, dans ces circonstances, l'envie d'uriner survienne de manière conditionnée. Des facteurs d'ordre psychologique peuvent également être en jeu. Ainsi, une femme qui aurait eu un jour une envie pressante d'uriner dans une circonstance par-

ticulière va craindre à nouveau que cela se reproduise. On parle alors de situations phobiques. Moins caricatural mais plus fréquent, le stress provoqué par une apparition en public va provoquer une situation de fragilisation. Même si l'on est à la limite du physiologique, ce phénomène s'explique par les mécanismes de conditionnement du cerveau. En effet, ces envies pressantes ne sont peut-être que l'anticipation de l'impossibilité temporaire d'aller uriner.
Enfin, les paroxysmes émotionnels comme le fou rire, la frayeur ou l'orgasme peuvent également déclencher une hyperactivité vésicale. En effet, le cerveau exerce normalement un contrôle sur la vessie, empêchant d'uriner là où l'on se trouve, comme le ferait instinctivement un animal. Or, dans ces moments d'émotion intense, le cerveau n'exerce plus cette fonction et la fuite peut survenir.

L'incontinence urinaire : est-ce que c'est fréquent ?

Oui, les femmes de tous les âges peuvent être concernées.
On estime à trois millions le nombre de Françaises incontinentes. À un moment ou l'autre de leur vie, c'est donc 30 % des femmes qui sont concernées. Pour l'incontinence urinaire à l'effort, les femmes de 55 à 59 ans sont les plus touchées selon les enquêtes les plus récentes. Pour près d'un quart de la population générale nationale, les fuites d'urine à l'effort représentent une gêne importante constituant un réel handicap. Chez les personnes âgées, hommes et femmes confondus, les chiffres sont très élevés, pouvant même atteindre 45 % pour les incontinences occasionnelles.

II. Symptômes de l'incontinence

J'ai eu une fuite importante après une violente peur en voiture. Est-ce le symptôme annonciateur d'une incontinence ?

Oui et non. Un accident occasionnel dans des circonstances exceptionnelles ne conduit pas systématiquement à une incontinence chronique. Cependant, le choc émotionnel provoqué par la peur est décrit comme l'un des facteurs pouvant déclencher une fuite (au même titre qu'un fou rire ou un orgasme) dans l'incontinence par instabilité vésicale. La vessie dans ce cas se contracte alors de manière intempestive, laissant la porte ouverte au flux urinaire non maîtrisable et dont le volume est important.
Si le problème venait à se reproduire de manière répétée, il faudrait alors consulter pour prendre un avis auprès de votre médecin. Celui-ci décidera s'il faut déclencher des investigations complémentaires.

Quand je suis occupée ou concentrée, je n'ai pas de souci. Dès que je marche dans la rue, les fuites reprennent, toujours précédées d'une envie pressante. Suis-je incontinente ?

Ces symptômes traduisent une incontinence par instabilité vésicale. Concentrée sur votre travail, vous oubliez votre vessie qui, elle aussi, se fait oublier. Le relâchement provoqué par la fin de votre activité entraîne une envie impérieuse de vous soulager que vous n'avez pas le temps de contrecarrer. Ce rôle de la concentration est bien connu. Ainsi, de vraies contractions vésicales peuvent être supprimées, par exemple, par un effort de calcul mental. Cette influence de la concentration est d'ailleurs largement utilisée en thérapie comportementale. Une sensation d'envie impérieuse peut être soulagée par un simple exercice mental : compter à rebours de trois en trois, penser à des dates anniversaires, chercher des noms de villes commençant par une lettre déterminée, etc. Grâce au calendrier mictionnel, à la rééducation périnéale, à la visite chez un spécialiste et/ou à un accompagnement psychologique, votre problème devrait s'améliorer.

Attention, les fuites lors de la marche peuvent également traduire une incontinence à l'effort. Dans ce cas, la fuite est spontanée et non précédée d'une sensation d'envie. C'est principalement en vous questionnant avec précision sur vos symptômes que le médecin fera la part des choses entre les deux mécanismes.

J'ai des fuites dès que je me relève et pourtant je n'ai aucune sensation d'envie. Que se passe-t-il ?

La survenue de fuites d'urine spontanées, en dehors de tout effort et sans sensation d'envie, peut avoir plusieurs explications. Le premier mécanisme possible est ce que l'on appelle les "mictions vaginales". De quoi s'agit-il ? Il arrive chez certaines femmes que, lors de la miction, une partie des urines coule à l'intérieur du vagin. Et c'est finalement ce dernier qui se vide lors du passage en position debout. Il ne s'agit donc pas d'une incontinence à proprement parler. Un petit test permet de démasquer le problème. Il suffit d'introduire dans la cavité vaginale, immédiatement après la miction, un petit tampon périodique de manière à assécher le vagin. Si le tampon est effectivement imbibé d'urine et que l'écoulement disparaît ensuite, il s'agit bien d'une miction vaginale.

Le deuxième mécanisme possible est ce que l'on appelle une fistule. Cela signifie qu'il existe une communication anormale entre les voies urinaires (la vessie notamment) et le vagin. L'urine coule alors directement depuis la vessie dans la cavité vaginale. Une fistule ne survient jamais spontanément, en dehors de rares malformations congénitales, mais peut s'observer au décours d'une chirurgie (ablation de l'utérus notamment), d'une radiothérapie pour cancer ou encore après un accouchement difficile. Le traitement d'une fistule repose sur une intervention chirurgicale qui a pour but de fermer la communication anormale.

La troisième explication possible de ces écoulements insensibles est qu'il ne s'agit pas d'urine mais de sécrétions d'origine vaginale ou utérine. Il est parfois impossible de faire simplement la part des choses. Le test consiste alors à teinter les urines en bleu grâce à l'absorption de comprimés de bleu de méthylène. Si l'écoulement est bleu, il s'agit bien d'urine ; si l'écoulement reste incolore, c'est qu'il s'agit en fait de sécrétions vaginales ou utérines.

Je ressens souvent de très fortes envies d'uriner en arrivant chez moi, avec parfois des pertes devant ma porte. Que m'arrive-t-il ?

Certaines femmes décrivent ce phénomène dans l'ascenseur ou sur le palier ou, encore, dans l'entrée de leur appartement. On assiste en fait à une espèce de réflexe de Pavlov de la vessie, communément appelé "syndrome de la clé dans la porte" (rappelons que Pavlov avait décrit le premier le phénomène des réflexes dits "conditionnés"). C'est une des circonstances favorisant l'hyperactivité de la vessie. Dans ce processus, le cerveau enclenche le réflexe de miction trop tôt à l'approche de la maison. L'envie se fait alors extrêmement pressante. Face à cette situation d'urgence, la tendance naturelle est de vouloir se précipiter aux toilettes. Ceci aggrave un peu plus la situation, la pression s'exerçant sur la vessie devenant encore plus forte. La fuite risque alors de survenir, souvent abondante. Ce phénomène est très handicapant. Dans cette situation, il faut au contraire ne pas se précipiter, réaliser une contraction périnéale qui a un effet de fermeture sur le canal de l'urèthre et permet de "bloquer" la contraction de la vessie. Après tout, ce n'est pas la vessie qui commande ! La guérison passe donc par une rééducation périnéale bien conduite associée à une prise en charge comportementale.

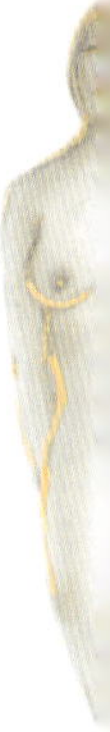

Avoir des fuites en éternuant ou en aidant son mari à se lever ou, encore, en jouant au tennis, est-ce être incontinente ?

Comme cela a été dit précédemment, il existe un grand malentendu sur ce terme "incontinence". L'incontinence urinaire correspond par définition à toute fuite d'urine quels que soient sa fréquence ou son volume dès lors que cela entraîne une gêne. Ainsi, le degré d'incontinence peut être mesuré selon divers critères : la fréquence des fuites et leur volume mais, surtout, l'impact social (gêne, perte de confiance en soi) que génèrent ces fuites. Un score peut être établi sur la base d'une enquête personnalisée de "qualité de vie" permettant d'évaluer le retentissement réel de l'incontinence. En effet, certaines femmes, à volume de fuites égal, n'éprouvent pas la même gêne. L'incontinence comporte des degrés, tout comme il existe des degrés dans l'acceptation de l'incontinence urinaire. La prise en charge sera donc adaptée à votre demande.

Je ressens des douleurs associées à des fuites. Est-ce inquiétant ?

Rares sont les douleurs directement associées à l'incontinence. Si elles existent, il faut penser à une infection urinaire, une cystite ou une descente d'organes. Dans ces cas, le problème peut être pris en charge. Enfin, le médecin diagnostiquera parfois une maladie rare de la vessie (1 cas sur 10 000), appelée "cystite interstitielle". Il s'agit d'une inflammation constante de la vessie, responsable de ces douleurs : la vessie ne supporte plus l'urine. La douleur ne s'estompe que lorsque la vessie est vide. Les patients qui souffrent de cette maladie vont donc aller uriner le plus souvent possible pour éviter que la vessie ne se remplisse. Cette maladie peut être, dans les formes les plus sévères, extrêmement invalidante, certaines patientes urinant parfois tous les quarts d'heure, jour et nuit pour soulager la douleur. Attention : certains aliments peuvent favoriser une recrudescence des douleurs (tomates crues, vin blanc, champagne, etc.). La prise en charge de cette maladie est complexe et habituellement réalisée dans des centres spécialisés. Plusieurs sites Internet peuvent vous apporter des informations utiles et des conseils face à cette maladie.

L'EXPERT

Pr François Richard

Chef de service d'Urologie, groupe de la Pitié-Salpêtrière, Paris

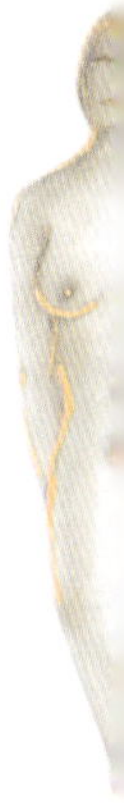

Une incontinence peut-elle être liée à des infections urinaires à répétition ?

" Les relations entre cystite et incontinence existent dans les deux sens. Chez la femme, ces liens sont courants. Les cystites aiguës avec inflammation de la paroi vésicale sont la cause la plus courante d'instabilité, de contraction, d'hyperactivité vésicale anormale. Ces cystites aiguës entraînent des troubles de la miction (pollakiurie, brûlures) avec des envies impérieuses et des fuites. L'incontinence, dans ce cas, est le résultat de la cystite aiguë. Normalement, elle est traitée après un ECBU (examen cytobactériologique urinaire, permettant notamment une vérification de la présence de germes et de globules sanguins dans les urines), par un traitement adapté de l'infection urinaire. Par ailleurs, les femmes incontinentes peuvent avoir des cystites à répétition car le port de protections associé à une réduction des boissons favorise la multiplication des germes, cause de l'infection. Les cystites à répétition peuvent ainsi disparaître après une opération pour incontinence. "

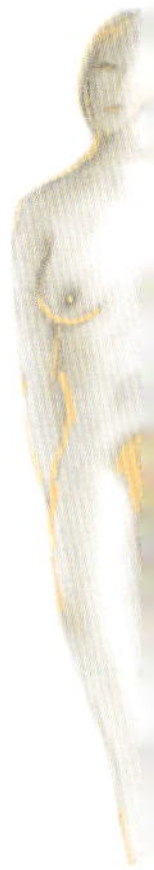

III. Vraies et fausses causes de l'incontinence

L'incontinence est-elle due au stress ?

Oui, dans certains cas. En effet, l'organisme est un tout et les interactions entre le psychologique et le pathologique ne sont plus à démontrer. L'incontinence peut donc être liée au stress, à la nervosité, à l'anxiété. Les patientes qui présentent une instabilité de la vessie ont parfois ce profil psychique. Cette incontinence par instabilité vésicale qui se traduit par des urgences mictionnelles sans effort peut cependant être ponctuelle. Pour éviter de la voir s'installer dans la chronicité, il est important de ne pas attendre pour consulter et, éventuellement, de réaliser un bilan urodynamique. Toujours utile, le calendrier mictionnel (rappelons qu'il s'agit de noter, durant 48 à 72 heures, l'heure et le volume de chaque miction) permet de déceler une éventuelle pollakiurie (multiplication des mictions). L'objectif sera alors de favoriser le réapprentissage de la manière d'uriner ; ensuite, la rééducation avec des courants de basse fréquence (non douloureux) et les médicaments peuvent compléter le traitement.

Laure Mourichon

Sexologue et kinésithérapeute spécialisée en rééducation périnéale, Vincennes

Éclairage

"L'incontinence liée au stress nécessite une prise en charge particulière et souvent personnalisée. Ces femmes ont avant tout besoin d'être rassurées. Il faut dire que, dans la majorité des cas, leur incontinence se révèle sous forme de fuites assez importantes. Ces fuites qui viennent sans crier gare sont angoissantes car elles traduisent pour la patiente une perte de contrôle du corps. Il arrive que les fuites surviennent toujours dans les mêmes circonstances, créant alors des situations phobiques qui ne font que renforcer le mécanisme. Dans ce cas, la prise en charge rééducative et comportementale, parfois associée aux médicaments, doit permettre la guérison. L'essentiel est d'expliquer le phénomène, de faire prendre conscience à la patiente des mécanismes de la physiologie intime. Ainsi, des moyens de défense et de contrôle de soi pourront être mis en place."

Suis-je déprimée car incontinente ou incontinente parce que déprimée ?

Les deux états sont liés. Les jeunes femmes, par exemple, sont profondément meurtries et touchées de devenir incontinentes après une grossesse. En effet, dans l'inconscient collectif, la perte d'urine est encore essentiellement associée à la vieillesse. Le décalage qui en résulte est assez traumatisant, et la prise en charge répond à leur besoin de remise en confiance.

Pour nombre de femmes, l'incontinence est aussi synonyme de féminité gommée. Elle est vécue comme une honte, entraînant un repli sur soi. Le retentissement peut avoir ainsi une portée affective, psychologique, professionnelle, sociale, voire sexuelle, qui conditionne un état de dépression plus ou moins latent. Les échelles de qualité de vie ont d'ailleurs montré que, d'une certaine manière, incontinence urinaire et dépression pouvaient entraîner le même type de retentissement social et de repli sur soi.

Mon incontinence est-elle due à une descente d'organe ?

Ce sont deux problèmes différents mais votre incontinence peut en effet être associée à un prolapsus. L'incontinence urinaire peut alors s'accompagner d'une pesanteur pelvienne (souvent plus marquée en fin de journée), de l'apparition d'une "boule" entre les cuisses ou, encore, d'une gêne durant les rapports sexuels. Tous ces signes traduisent la descente d'organe (vessie, utérus ou rectum) dans le vagin. Dans ce cas de figure, tous les arguments thérapeutiques doivent être proposés : rééducation, médicaments et aussi chirurgie. Une fois encore, n'hésitez pas à en parler avec votre médecin.

Depuis mon opération pour une descente d'organe, je suis incontinente. Que s'est-il passé ?

La descente d'organe, ou prolapsus, agit en exerçant une pression qui peut cacher une incontinence. Une fois le prolapsus opéré, l'incontinence est révélée. Pour empêcher cette mauvaise surprise, l'examen clinique et un bilan urodynamique permettront de décider s'il est nécessaire de traiter l'incontinence en même temps que le prolapsus.

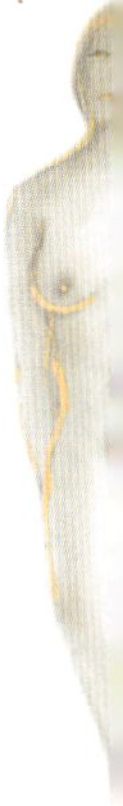

Je suis très gênée par une boule qui sort du vagin, mais je n'ai plus de fuites. Suis-je guérie de mon incontinence ?

Pas vraiment. Cette boule révèle un prolapsus ou descente d'organe (utérus, vessie et/ou rectum). L'augmentation de la pression abdominale ainsi que le relâchement des muscles et des ligaments provoquent ce déplacement. Les organes agissent alors comme un tampon qui diminue la force de votre jet urinaire, pouvant parfois même entraîner de véritables difficultés pour uriner. Ce mécanisme explique l'apparente guérison d'une incontinence urinaire à l'effort. En fait, le prolapsus ne fait que masquer votre incontinence, si vous étiez sujette à des fuites auparavant.

Si le prolapsus ne vous gêne pas trop, le conseil médical est d'éviter les pressions abdominales, les charges et les activités sportives, en échange de quoi la rééducation et la pose éventuelle d'un pessaire (anneau de soutien) devraient vous permettre de différer le recours à la chirurgie. Attention, si le prolapsus est accompagné d'infections urinaires, de mictions difficiles, de plus en plus longues, avec l'impression de ne pas avoir fini, ou de douleurs, l'opération devra être effectuée dans un délai plus rapide. Plus la patiente est âgée, plus son prolapsus est ancien, plus les risques d'incontinence postopératoire seront malheureusement élevés.

Dans tous les cas, l'examen urodynamique reste indispensable ; il permet de démasquer une éventuelle incontinence urinaire à l'effort en cas de prolapsus important ou de mettre en évidence une instabilité vésicale associée et d'en prévoir le traitement.

Quel est le lien entre colonne lombaire et fuites urinaires ?

Toute pathologie qui touche les vertèbres lombaires peut se compliquer de problèmes urinaires. En effet, la colonne lombaire contient des centres nerveux importants pour le contrôle de la vessie et du sphincter. Un exemple : le syndrome de la queue de cheval, c'est-à-dire la compression des racines nerveuses par une hernie discale ou un traumatisme des vertèbres lombaires, peut provoquer à la fois des troubles urinaires et une lombosciatique. Les signes décrivant cette pathologie sont les suivants : fuites ou impossibilité d'uriner, insensibilité de la peau entre les jambes et dans la périphérie de l'anus et association avec des signes anaux, pertes de matières notamment. Dans ces situations, une consultation s'impose d'urgence.

Chez l'adolescente, la survenue d'une incontinence urinaire peut parfois entraîner la découverte d'une malformation congénitale des vertèbres lombaires retentissant sur la moelle épinière. La survenue d'une incontinence chez une adolescente suppose donc la réalisation d'un bilan médical minimum à la recherche de ce type de malformation.

J'ai un fibrome utérin et j'ai souvent envie d'uriner. Existe-t-il une relation entre fibrome et incontinence ?

C'est possible, mais cela demande confirmation. Bien souvent, les femmes consultent leur gynécologue pour des saignements (les "métrorragies") qui peuvent être dus à un fibrome. À ce problème est souvent associée une augmentation de la fréquence des mictions (urgentes et impérieuses). Le fibrome réalise parfois, lorsqu'il est de gros volume, une véritable masse pelvienne comprimant la vessie et réduisant ainsi d'autant sa capacité de remplissage. Schématiquement, on pourrait dire que tout se passe comme pendant le dernier trimestre de la grossesse. Cette réduction du volume de la vessie explique l'augmentation de la fréquence des mictions. L'examen urodynamique apporte un éclairage sur l'évolution future de l'incontinence après la prise en charge chirurgicale du fibrome, qui se résume souvent à son ablation ou à une ablation de la totalité de l'utérus si le fibrome est trop gros ou s'il y a de multiples fibromes. Il est cependant très important de toujours considérer que l'ablation du fibrome ou de l'utérus peut ne pas modifier les problèmes urinaires. Ainsi, il est rare, voire exceptionnel, que l'indication d'une chirurgie pour fibrome soit seulement motivée par l'existence de troubles urinaires.

L'hystérectomie va-t-elle soulager mon problème d'incontinence ?

Comme nous venons de le voir dans la question précédente, cela dépend des cas. D'une manière générale, on peut admettre qu'une maladie de l'utérus est exceptionnellement responsable d'une incontinence mais que les deux problèmes peuvent coexister chez une même patiente. L'hystérectomie (ablation de l'utérus) n'est pas le moyen de résoudre une incontinence mais il faut parfois, si cela est nécessaire, compléter cette intervention par un geste urinaire pour traiter une incontinence urinaire à l'effort qui serait associée à la pathologie justifiant l'ablation de l'utérus. Ce point mérite une évaluation spécifique en phase préopératoire, quitte à différer de quelques semaines, si cela est possible, la chirurgie de l'utérus ; cela permet, par exemple, de pratiquer une rééducation périnéale et de décider s'il est réellement nécessaire d'associer à la chirurgie de l'utérus un geste supplémentaire pour la continence.

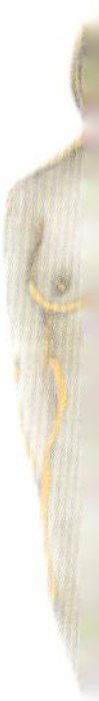

Ma mère a la maladie de Parkinson. Elle se plaint de fuites sans effort. Est-ce une aggravation de la maladie ou une incontinence qui se développe ?

Le contrôle neurologique de la vessie est extrêmement complexe. Ainsi, toute maladie neurologique peut être à l'origine d'une incontinence urinaire. La maladie de Parkinson, qui est due à un dérèglement de la sécrétion de certaines hormones sécrétées par le cerveau appelées neuromédiateurs et qui est responsable de tremblements, peut être à l'origine d'une incontinence urinaire. Dans la forme habituelle, on note des envies impérieuses, une augmentation de la fréquence des mictions jour et nuit et des fuites par urgence, tous ces symptômes traduisant une hyperactivité de la vessie. Dans ce contexte, la solution repose sur le traitement de la maladie de Parkinson elle-même, associé à un traitement à visée directement vésicale lorsque les troubles sont sévères.

J'ai une sclérose en plaques. Est-ce que ma maladie peut entraîner des troubles urinaires ?

La sclérose en plaques est une maladie neurologique qui peut toucher le cerveau ou la moelle épinière. Cette maladie se déclare habituellement autour de la trentaine. Les troubles urinaires peuvent être les premières manifestations visibles de la maladie. Cependant, l'examen médical détaillé retrouve fréquemment des troubles digestifs associés (constipation, envies pressantes d'aller à la selle), des troubles visuels (vision floue), des fourmillements dans les membres ou une perte de force musculaire. Ces différents symptômes traduisent les différentes localisations possibles de la maladie neurologique. La sclérose en plaques évolue habituellement par poussées, c'est-à-dire par une alternance de phases d'aggravation et de rémission. Les troubles urinaires se caractérisent le plus souvent par un syndrome d'hyperactivité vésicale (envies fréquentes et pressantes) fréquemment associé à une sensation de blocage au moment d'uriner. D'une manière générale, les troubles urinaires constituent un handicap supplémentaire parfois au premier plan chez les patientes porteuses d'une maladie neurologique.

IV. Incontinence et hérédité

Y a-t-il un lien entre les fuites durant l'enfance et celles de l'âge adulte ?

Il peut y avoir un lien. Il n'est pas rare de voir une femme adulte venir consulter pour une hyperactivité de la vessie, l'interrogatoire révélant parfois un profil assez semblable depuis l'enfance. On parle alors d'une immaturité vésicale. La vessie hyperactive répond à des réflexes spontanés et non contrôlés, comme avant l'apprentissage de la propreté. Les commandes neurologiques ne sont pas arrivées à maturité. De ce fait, la vessie se déclenche toute seule. Les médicaments traitent efficacement cette forme d'incontinence.
Dans ce tableau pathologique, on retrouve souvent des antécédents d'incontinence identiques parmi les frères et sœurs.

Ma mère et ma grand-mère sont incontinentes. Serait-ce une histoire d'hérédité ?

Il semble qu'il existe un terrain familial pour l'incontinence urinaire à l'effort. Une faiblesse dans la résistance des ligaments qui soutiennent l'appareil urinaire de la femme serait en cause. La qualité de ces ligaments est en partie génétiquement déterminée, et plus spécialement l'un de ses composants, le collagène. Cependant, cette part héréditaire n'expliquerait que 2 % à 3 % des incontinences. L'observation des associations de maladies révèle ainsi que les femmes présentant un relâchement (laxité) des ligaments articulaires ont plus de risque d'avoir une incontinence urinaire à l'effort ou une descente d'organe. Ainsi le risque de devenir incontinente est certainement multifactoriel et conduit à penser que toutes les femmes ne sont pas égales devant l'incontinence. L'origine ethnique, par exemple, entre aussi en ligne de compte : les femmes à peau très blanche présentent ainsi un profil de risque plus élevé que les femmes à peau noire.

Le terrain familial est donc à considérer. L'avenir nous dira quelle part revient à une prédisposition génétique. La recherche prospecte dans ce sens pour améliorer la prévention. Dans ce type d'incontinence, le caractère familial constitue en revanche un obstacle à la consultation ; ces sœurs, mères, filles pensent que l'on ne peut rien y changer. Or, les progrès scientifiques conduisent à penser le contraire. L'incontinence n'est pas une fatalité.

Parallèlement, les techniques chirurgicales actuelles font appel à des matériaux synthétiques de plus en plus sophistiqués qui pallient les défauts de l'organisme.

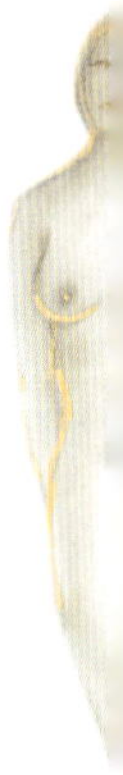

Pr Olivier Cussenot

Service d'Urologie, hôpital Tenon, Paris

Le test du collagène

« L'incontinence urinaire féminine est une maladie multifactorielle avec une composante héréditaire : une femme dont la mère ou une sœur a une incontinence urinaire présente en moyenne 2,5 fois plus de risque qu'une femme sans antécédents familiaux de développer à son tour une incontinence urinaire.

Certaines maladies héréditaires rares associent diverses anomalies, dont des altérations de la statique pelvienne pouvant être responsables d'une incontinence urinaire. Elles touchent soit le système nerveux, soit la formation du collagène. Elles ont ainsi orienté les recherches sur la prédisposition à l'incontinence urinaire vers les anomalies du collagène, lequel représente un important constituant de l'armature du plancher pelvien.

Par ailleurs, il a été montré que les différents types de collagène entourant l'urèthre sont modifiés en structure et en quantité, en particulier dans l'incontinence survenant après la ménopause. Cela a permis d'établir un lien entre le statut hormonal et le renouvellement du collagène dans le plancher pelvien, ce qui laisse entrevoir la possibilité d'identifier des femmes plus ou moins sujettes à l'apparition d'une incontinence urinaire. »

Je suis incontinente. Ma fille le sera-t-elle ?

Le risque est minime, à moins d'une caractéristique héréditaire très dominante marquant systématiquement votre famille.

Des études récentes ont néanmoins permis d'établir qu'une femme a d'autant plus de risque d'avoir une incontinence à l'effort que sa mère a les mêmes symptômes. Le risque augmente encore si le problème est également présent chez la grand-mère maternelle, une tante ou une sœur.

On peut imaginer que, demain, des tests fiables seront mis au point et que l'on pourra, lorsque des facteurs de risque familiaux seront identifiés, proposer une véritable stratégie de prévention et d'éducation sur ce que l'on pourrait appeler "le risque périnéal".

Il est clair aujourd'hui que l'interrogatoire d'une femme incontinente doit comporter des questions spécifiques sur d'éventuels antécédents familiaux. Si vous voulez aider votre médecin lors de la consultation, essayez de rassembler le maximum d'éléments dans ce sens.

L'énurésie de mon enfant est-elle liée à mon incontinence ?

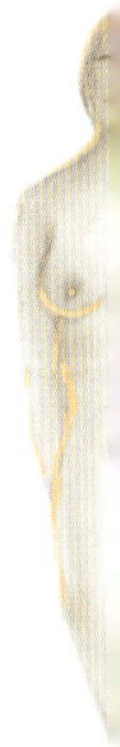

A priori, non. À moins d'un accompagnement désordonné de l'enfant dans l'apprentissage de la propreté, qui peut alors être considéré comme un des facteurs de l'énurésie apparaissant à l'âge adulte. En effet, pousser un enfant trop tôt vers la propreté peut avoir un effet délétère.
Rappelons que ce n'est qu'à partir de l'âge de 5 ans en moyenne que le "pipi au lit" de l'enfant fera l'objet d'une prise en charge spécifique à la fois sur le plan diagnostique et sur le plan thérapeutique. Cependant, cette problématique de l'énurésie de l'enfant apporte parfois un éclairage nouveau sur l'incontinence maternelle : le mauvais rapport de la mère avec ses propres mictions, difficiles, non maîtrisables, peut être une reproduction inconsciente de gestes parentaux qui se perpétuent de génération en génération. Un comportement obsessionnel vis-à-vis de la propreté de l'enfant peut ainsi entraîner des conséquences pathologiques à l'âge adulte. Par ailleurs, il semble que l'énurésie de l'enfant puisse être en partie génétiquement déterminée. Ainsi, les chercheurs ont décelé une zone chromosomique qui pourrait réguler ce phénomène. La mise en évidence du gène spécifique ne saurait tarder.

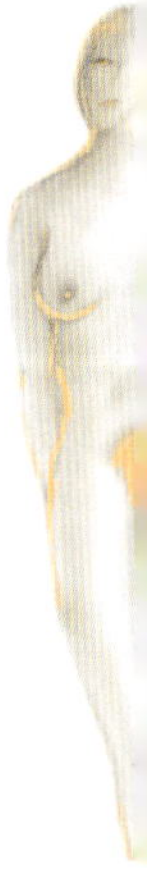

V. Consulter pour incontinence

Quand dois-je consulter ?

Vous êtes gênée ? Alors, consultez ! Les femmes attendent en moyenne sept années pour consulter. Ce ne sera pas votre cas. L'incontinence n'est plus une fatalité ni un sujet tabou. Les professionnels de santé savent prendre en charge ce problème. Sollicitez-les ! Même s'il existe des périodes propices pour en parler (après une grossesse, au moment d'une prescription de pilule ou à la ménopause), vous n'avez besoin d'aucun prétexte pour interroger très librement votre médecin.

Les mots de l'incontinence

"L'incontinence, je l'ai vécue comme un handicap."
"Pour moi, c'est une vraie infirmité. Cela m'empêche de sortir, d'aller au cinéma, au théâtre. Cela m'a coupée de toute vie sociale."
"Quand on est incontinente, on n'a plus de liberté."
"L'incontinence perturbe votre emploi du temps. Il faut toujours se demander où sont les toilettes les plus proches. Plus aucune liberté n'est possible. Je dois calculer toutes mes sorties pour pouvoir rentrer à temps."

Nos conseils

Consultez à partir du moment où vous ressentez un besoin pressant et que vous ne pouvez pas vous retenir plus de 15 minutes.
Consultez si vous urinez plus de huit fois par 24 heures et/ou au moins deux fois la nuit.
Consultez si vous ressentez des besoins incontrôlables dans certaines situations : contact avec l'eau, en rentrant chez vous, au moment où vous mettez la clé dans la serrure (syndrome de la clé dans la porte).
Consultez lorsque vous avez des fuites en pratiquant un sport, en toussant, en faisant un effort ou en riant.

Les choses vont-elles forcément se dégrader si j'attends ?

Face à une incontinence, attendre, c'est peut-être vous priver de chances sur le plan du confort et du médical, mais c'est surtout continuer à vivre avec un trouble qui pourrait être traité efficacement. En revanche, il n'est pas rare que les symptômes d'une incontinence urinaire fluctuent dans le temps avec des phases d'amélioration et d'aggravation. Ces différentes phases peuvent dépendre du statut hormonal, de la situation pendant le cycle mais aussi de facteurs d'environnement : stress, fatigue, temps froid et humide, etc. Cependant, en dehors de certaines circonstances relativement exceptionnelles, une incontinence urinaire ne guérira jamais spontanément. Par ailleurs, n'oublions pas que l'incontinence est parfois le symptôme d'une pathologie ; consulter rapidement permet un diagnostic plus précoce et une prise en charge globale.
Le seul moment où une femme peut attendre quelques semaines, c'est immédiatement après l'accouchement. On sait en effet qu'il faut parfois quelques jours, voire quelques semaines, à l'organisme pour se remettre des suites d'une grossesse et d'un accouchement. Mais, au-delà de deux mois, si le problème persiste, la consultation peut vous permettre de trouver une solution.

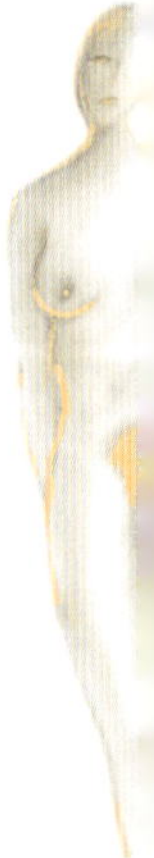

À qui puis-je parler de mes problèmes d'incontinence ?

Penser à son entourage

En parler avec son entourage, c'est déjà affronter le problème, sortir d'une certaine forme de clandestinité et lutter contre les a priori. Plus de trois millions de femmes en France souffrent de ce handicap. Alors, n'hésitez plus à vous confier ! L'incontinence n'est pas une fatalité. Il suffit parfois de raconter les petites fuites que l'on a en éternuant ou en pratiquant une activité sportive.

S'informer, lire la presse

De leur côté, les médias se font de plus en plus le relais de cette pathologie. L'OMS (Organisation mondiale de la santé) y est sensible. Elle considère l'incontinence comme un sujet médico-social et, d'ailleurs, les articles se multiplient face à l'ampleur du problème. Les magazines féminins et même les chaînes de télévision ont ainsi profité de la première Semaine Nationale de l'Incontinence, en mai 2003, pour s'attaquer à ce tabou.
Enfin, sites Internet, associatifs ou médicaux assurent une diffusion de l'information. Voici par exemple deux sites à retenir :

- www.urofrance.org
- www.femsante.com

S'orienter vers le corps médical

Il ne faut pas perdre de temps. Selon une enquête française récente, trop de femmes attendent (sept ans en moyenne) avant d'oser en parler. En 1992, seulement 3 % des femmes incontinentes consultaient à ce sujet. Aujourd'hui, les femmes en parlent plus librement au cours d'une consultation. Alors, si vous êtes concernée, n'hésitez pas à aborder le sujet.
Le généraliste est pour nombre de femmes le premier professionnel auprès de qui elles peuvent se confier. Médecin de famille, médecin de proximité, son rôle est d'écouter, de dédramatiser et de proposer une première démarche de soins. Certains médecins considèrent encore ce sujet comme un tabou et hésitent à l'aborder spontanément. Sachez que l'incontinence est enseignée dans le cursus initial des études médicales depuis une dizaine d'années et que de nombreux programmes de formation médicale continue intègrent ce thème.

L'urologue est le médecin spécialiste de l'appareil urinaire de l'homme et de la femme. Il prend en charge l'incontinence, la descente de vessie, les infections urinaires, les calculs rénaux, les cancers du rein et de la vessie. Il peut réaliser les examens complémentaires utiles au diagnostic et proposer un traitement médical ou rééducatif. Il assure aussi, en tant que chirurgien, les interventions qui concernent ces pathologies.

Le gynécologue suit la femme sur le plan médical d'une manière régulière, de la demande de la première pilule à la ménopause, en passant par le suivi de grossesse et le post-partum. Il peut également réaliser les interventions nécessaires.

Le neurologue, le médecin rééducateur, le gériatre sont des spécialistes qui peuvent être consultés en seconde intention.

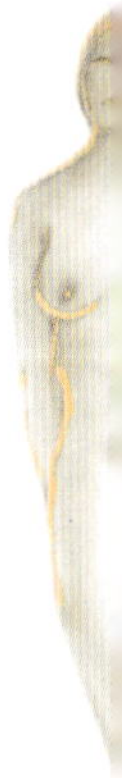

Quel est le rôle des associations de patients ?

Leur objectif doit être de rassembler autour de la pathologie les différents acteurs : patientes, médecins, chercheurs et industries pharmaceutiques partenaires.
Ils s'apportent mutuellement des informations et conseillent les patientes.

Réponse de l'association "Femmes pour toujours"

Nous rêvions tous d'un monde merveilleux dans lequel femmes et médecins pourraient collaborer et mettre sur pied de nouveaux projets, de nouvelles stratégies avec le même objectif : l'intérêt des patientes.

Nous avons de nombreux échanges avec les patientes qui nous parlent librement. Nous connaissons très bien leurs souffrances, leurs angoisses et leurs attentes.
Notre expérience du terrain, notre volonté d'aboutir, notre capacité à convaincre, nous pouvons les mettre à profit en travaillant étroitement avec le corps médical et les sociétés savantes.

Ce nouveau contrat social, cet échange de compétences, où les responsabilités et les volontés de chacun doivent être respectées, vont désormais permettre de conjuguer nos efforts et de créer une puissante synergie : pas de patients sans médecins, pas de médecins sans patients.

Une alliance était nécessaire pour faire avancer la science, faire évoluer les idées, vaincre les tabous, combattre les idées reçues.

Trois millions de Françaises souffrent d'incontinence et 20 % seulement consultent un médecin.
Qu'en est-il des autres ?

Alors, n'hésitez pas à nous contacter, nous serons toujours présents pour vous guider dans votre démarche !

Françoise Nicole Kremer
Présidente fondatrice "Femmes pour toujours"
Association française pour la Santé
et le Bien-être de la femme

Centre d'information grand public
"Île-de-France", 15-17 rue des Nanettes, 75011 Paris
(Métro Père Lachaise)
Tél. : 08 26 62 31 95 (0,15 €/min)
e-mail : info@femsante.com – www.femsante.com

Quels types d'examens devrai-je subir ?

En première intention, quel que soit le médecin consulté, la recherche d'une infection urinaire est indispensable. Ce test peut être réalisé aisément en première approche à l'aide d'une simple bandelette urinaire, au cabinet du médecin ou à domicile.
L'infection urinaire peut également être mise en évidence de manière plus précise par la réalisation d'un examen en laboratoire d'analyses, l'ECBU (examen cytobactériologique des urines).

Face à l'incontinence à l'effort, l'examen clinique cherchera à mettre en évidence la fuite lors de la toux ainsi qu'un éventuel prolapsus associé. Quant aux examens complémentaires, ils seront indiqués en fonction des constatations faites par le médecin au cours de la consultation.

Qu'est-ce qu'un examen urodynamique ?

L'examen urodynamique consiste à mesurer par un test simple le fonctionnement de la vessie et du sphincter urinaire. C'est l'examen déterminant pour comprendre le mécanisme de l'incontinence : il permet de définir avec certitude le type d'incontinence (à l'effort ou par impériosité). L'exploration urodynamique n'est pas systématique ; elle est plutôt réservée aux cas les plus complexes, notamment lorsqu'une chirurgie est envisagée.

L'examen dure de 30 à 45 minutes. Il n'est pas utile d'être à jeun. En revanche, il faudra avoir, au préalable, éliminé une infection urinaire par un test à la bandelette ou un ECBU. N'oubliez pas d'apporter au médecin les résultats des examens antérieurs (ECBU, radiographie, etc.) ! Le test débute par une **débitmétrie** : arrivant idéalement la vessie pleine, vous urinez dans un dispositif relié à un ordinateur intégré qui calcule la puissance du jet et la régularité de la miction. Ensuite, tandis que vous êtes allongée sur une table en position gynécologique, le médecin réalise une **cystomanométrie** : une sonde de petit calibre, de 2 mm environ, est placée dans le canal de l'urèthre et la vessie. La vessie est alors remplie progressivement par du sérum physiologique et le médecin observe le comportement de votre vessie tout en vous demandant ce que vous ressentez. L'acte n'est pas douloureux ; le médecin vous demande simplement de tousser et de pousser pour étudier votre vessie dans les conditions qui provoquent la fuite dans la vie de tous les jours. L'examen urodynamique peut comporter la mesure de votre profil uréthral : la sonde est progressivement retirée et on mesure la pression dans le sphincter uréthral afin d'analyser ses capacités de fermeture.

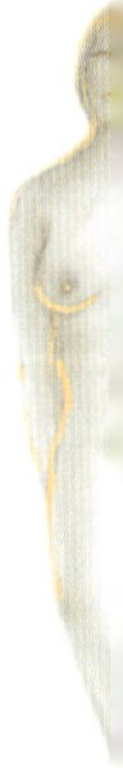

En plus de l'examen urodynamique, le médecin peut avoir besoin de tests complémentaires pour étudier votre vessie :

- la **cystoscopie** permet de regarder dans la vessie avec une petite caméra, sans qu'il soit nécessaire de pratiquer une anesthésie générale;
- la **cystographie** est une radiographie de la vessie ;
- l'**échographie des reins ou de la vessie** permet de visualiser la forme et la structure de ces organes. Réalisée immédiatement après une miction, elle permet de vérifier si la vessie se vide complètement. S'il persiste de l'urine dans la vessie, on parle alors de résidu postmictionnel. Il est cependant important de savoir que la présence d'un résidu postmictionnel n'est pas anormale ; simplement et schématiquement, on considère que ce résidu ne doit normalement pas dépasser 100 ml ;
- l'**électrophysiologie périnéale**, enfin, permet d'enregistrer l'activité électrique des muscles périnéaux et des sphincters urinaire et anal.

La *check-list* de l'incontinence

Avant de traiter votre incontinence, le médecin a besoin d'identifier les origines et mécanismes de la fuite et d'en évaluer la sévérité. Il va vous demander, au cours de la consultation, de préciser :

- la réalité de vos fuites (volume, fréquence, conséquences) ;
- la date du début des symptômes ;
- les circonstances de survenue des fuites (envies pressantes, fuites incontrôlées, fuites à l'effort) ;
- les moments où elles se produisent (matin, soir, nuit) ;
- si vous percevez ou non l'arrivée de vos fuites.

Pour diagnostiquer votre type d'incontinence, il doit connaître :

- les types d'efforts qui déclenchent les fuites : toux, éternuement, sport, changement de position, fou rire, orgasme, etc. ;
- les facteurs favorisants : circonstances de l'accouchement (forceps), nombre de grossesses, poids de naissance des bébés, périmètre crânien des nouveau-nés ;
- les troubles de la miction associés : impossibilité de différer une miction (le délai de sécurité est normalement de 15 minutes), fluidité ou difficulté des mictions ;
- le nombre de mictions par 24 heures (il doit être inférieur à huit, dont au plus deux la nuit) ;
- les antécédents d'infection urinaire (cystite) ;
- les explorations et tentatives de traitement éventuellement déjà réalisées.

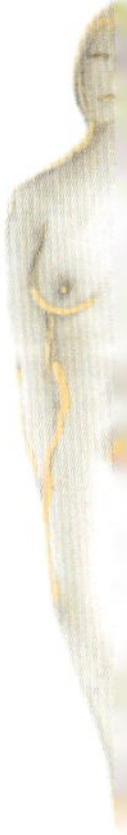

Pour **évaluer les retentissements**, le médecin vous pose des questions concernant :

- le nombre de protections utilisées et leur type (protection hygiénique, tampon ou couche) ;
- la sévérité de l'impériosité avec le délai de sécurité ;
- l'intensité des efforts liés à l'incontinence : pratique sportive, éternuement, toux, soulèvement de poids, marche, changement de position (assise, debout).

Le retentissement social est un facteur majeur de la prise en charge. Certaines femmes se sentent très souillées et handicapées par trois gouttes après un éternuement, d'autres supportent plus facilement de porter des protections. Le médecin va orienter ses questions vers :

- l'image de soi : sentiment de honte, d'humiliation, de vieillissement, de frustration, de dépression ;
- la relations aux autres : peur que les autres remarquent votre problème, limitation des sorties et des activités ;
- les troubles du sommeil ;
- la vie sexuelle et affective.

Enfin, le médecin a besoin de savoir si vous avez des **troubles associés.** Il vous demande de préciser si :

- vous prenez des médicaments ;
- vous souffrez de troubles digestifs (constipation chronique, difficultés à aller à la selle) ;
- vous avez des difficultés et/ou des douleurs lors des rapports sexuels ;
- vous avez des antécédents médico-chirurgicaux (chirurgie pelvienne, cure d'incontinence et prolapsus, hystérectomie, radiothérapie pelvienne) ;
- vous avez dans votre famille des personnes atteintes d'incontinence urinaire.

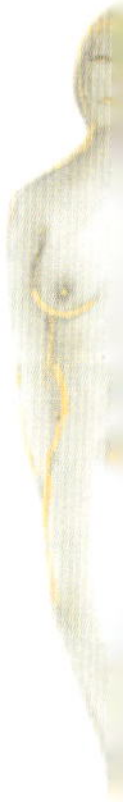

VI. Hygiène de vie et prévention

Ma fille adolescente a des fuites au fou rire. Puis-je l'aider à prévenir une incontinence chronique ?

Peu de mesures de prévention sont efficaces, excepté des conseils simples. En effet, la prévention, c'est-à-dire éviter que l'incontinence survienne, est très difficile, sauf dans les cas d'antécédents familiaux graves et connus. La banalisation du problème et du symptôme est déjà un énorme pas de franchi puisque les femmes en parlent plus aisément.

Il ne faut pas attendre que la gêne s'installe pour consulter.

Dans le cas qui concerne votre fille, si l'épisode est isolé, il n'est pas nécessaire de rencontrer un spécialiste. En revanche, en cas de fuites répétées dans le même genre de circonstances, une prise en charge précoce de l'adolescente peut s'avérer nécessaire et efficace.

Les conseils, en amont, peuvent déjà être les suivants :

- éviter les jeans serrés, les talons hauts, le tabac et limiter le jogging ;
- diminuer la fréquence et le volume des boissons excitantes (thé, café) ;
- tenir un calendrier mictionnel afin d'évaluer le volume de chaque miction, ce qui permet de déterminer la capacité réelle de la vessie.

Pr Michel Averous

Chef du service d'urologie pédiatrique, hôpital Lapeyronie, Montpellier

L'éducation avant tout !

"La fillette devient propre dès qu'elle apprend, vers l'âge de 2 ans, à contrôler son sphincter. Mais, chez les filles, celui-ci est plus court et plus vulnérable que celui des garcons et, donc, plus sensible aux fuites. Quelques conseils simples sont à répéter pour éviter à la fillette des problèmes ultérieurs : quel que soit son âge, il lui faut bien vider sa vessie, être détendue, relâcher son périnée et ne pas forcer.

Cela lui impose d'uriner :
- *cinq à six fois par jour ;*
- *en position assise, les genoux écartés ;*
- *en prenant son temps ;*
- *sans être entravée par des vêtements qui peuvent tomber sur les chevilles ;*
- *les pieds en appui sur le sol ou sur un petit tabouret ;*
- *en prenant soin d'aller jusqu'à la dernière goutte ;*
- *en s'essuyant dans le bon sens : de l'avant vers l'arrière.*

Les problèmes surgissent souvent dans le cadre scolaire : les toilettes ne sont pas adaptées à la taille des enfants dont la pudeur n'est pas préservée et l'hygiène laisse à désirer. Résultat, les fillettes se retiennent, ne savent plus relâcher leur sphincter au moment des mictions et l'urine de la vessie est mal évacuée. L'information et la responsabilisation des enseignants et des personnels administratifs sont une priorité : il s'agit de permettre l'accès facile aux toilettes, de faire comprendre la nécessité de vider sa vessie, de réfléchir à l'intégration de l'acte mictionnel dans l'emploi du temps scolaire et, enfin, d'offrir des toilettes adaptées et entretenues séparant les filles des garçons. Parents et enfants doivent s'investir pour exiger des conditions minimales d'hygiène !"

Peut-on prévenir l'incontinence d'une manière générale ?

La femme est plus sujette à l'incontinence à deux moments de sa vie : après un accouchement et à la ménopause. La France fait d'énormes efforts de santé publique au niveau des suites de grossesse. C'est en effet l'un des rares pays au monde à prendre en charge la rééducation périnéale postnatale et à la recommander systématiquement. Si cette rééducation paraît indispensable pour les troubles urinaires du post-partum, aucune étude scientifique, à ce jour, n'a prouvé son intérêt en matière de prévention chez une femme qui n'aurait aucun trouble. En revanche, il paraît évident et indispensable qu'une femme ayant des troubles urinaires après un accouchement bénéficie d'une rééducation périnéale bien conduite. L'erreur la plus fréquemment rencontrée dans ce contexte est de reprendre un travail de musculation abdominale dans les suites immédiates d'un accouchement. Lorsque cela se produit, on assiste parfois à la survenue d'une incontinence urinaire sévère, voire d'une véritable descente d'organe. On ne doit pas faire de travail abdominal quand le périnée est fragilisé ou cicatriciel, ce qui est le cas pendant au moins les trois premiers mois qui suivent un accouchement. Le périnée d'abord, les abdominaux et le ventre plat ensuite !

La ménopause est la deuxième période à risque. Le traitement hormonal substitutif (THS) n'agit pas pour prévenir une éventuelle incontinence ultérieure ; en revanche, si la femme souffre déjà d'incontinence, le traitement améliore la réponse aux médicaments ainsi que le travail de rééducation périnéale et facilite la chirurgie.

Pr Bernard Jacquetin

Gynécologue, Clermont-Ferrand

Traitement hormonal substitutif et incontinence

"Le traitement hormonal substitutif (THS) au moment de la ménopause peut avoir un effet bénéfique sur une incontinence par impériosité. En cas d'urgences mictionnelles et de pollakiurie nocturne, l'amélioration peut se manifester par une diminution des mictions diurnes et nocturnes. Le THS a aussi un effet positif sur les infections urinaires, stabilisant ainsi l'activité vésicale.

Je suis favorable au traitement local. Il améliore le tonus du vagin en rééquilibrant la flore vaginale ainsi que la trophicité (la fermeté) de la vessie. On obtient sous traitement une meilleure qualité des muqueuses, ce qui favorise l'amélioration de la continence.

Le THS est particulièrement recommandé au moment de la ménopause avant toute rééducation, l'impact sur la qualité de vie étant favorable. Le traitement local, par application quotidienne de crème ou de gel, est sans danger. Même chez les femmes plus âgées, quinze ans, voire vingt ans après la ménopause, ce traitement local atténue l'incontinence. En trois semaines, on remarque une amélioration, même si la patiente n'a pris aucun autre traitement jusque-là. Il n'existe donc pas de contre-indication dans le temps. La seule difficulté rencontrée peut être l'application locale chez la femme âgée qui peut se sentir gênée. Quant au THS par voie générale, il a les mêmes effets car il comporte aussi des œstrogènes. Les risques secondaires liés à la prise d'un tel traitement sont à évaluer avec le médecin."

J'ai maigri et j'ai moins de fuites. Est-ce lié ?

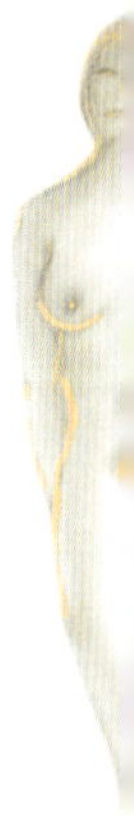

Ce ne sont pas quelques kilos de plus ou de moins qui changent le pronostic de l'incontinence. En revanche, la femme obèse ou en surcharge pondérale a plus de risque de développer une incontinence urinaire à l'effort avec complications, le poids de l'abdomen appuyant déjà sur la vessie. Ensuite, l'hygiène locale est plus difficile et engendre des infections urinaires et vaginales ou des lésions cutanées. Ce profil se retrouve aussi dans les incontinences par hyperactivité. Les raisons ne sont pas clairement définies, si ce n'est un apport hydrique plus important conseillé par les nutritionnistes, qui entraîne des envies d'uriner plus rapprochées. Ici encore, le calendrier mictionnel sera particulièrement utile à la femme obèse. Enfin, dernier point, l'obésité complique la chirurgie ; les résultats seront sensiblement moins bons dans cette population que dans la population générale.

Le café, le thé ou certains aliments aggravent-ils l'incontinence ?

L'effet volume de boisson est déjà un critère à prendre en compte. Une femme "normale" doit boire un litre et demi par jour, pas plus.

Le thé, en plus du volume absorbé, est un diurétique. Il est aussi faiblement excitant.

Le café a un effet excitant général. Il peut rendre la vessie hyperactive (incontinence par impériosité). Cependant, le rôle exact du café par lui-même reste un sujet de controverse concernant son impact sur la vessie. La vraie question est : le café est-il un excitant direct pour la vessie ou la surconsommation de café est-elle le témoin indirect d'un état d'excitation plus général ? La vérité est probablement entre les deux.

Le vin blanc et le champagne ont un effet excitant, sans doute encore plus que le café. Certains produits de dégradation de ces boissons modifient la nature de l'urine.

Épices et piments peuvent provoquer des douleurs de vessie, mais pas d'incontinence.

Plus généralement, face à une incontinence urinaire par impériosités mictionnelles, l'enquête diététique est indispensable de manière à analyser la quantité mais aussi la nature des liquides ingérés.

Dois-je moins boire pour diminuer mon incontinence ?

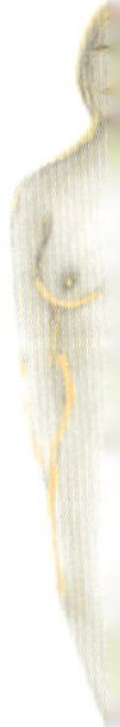

L'intérêt de boire beaucoup n'est pas validé. Seules quelques indications bien posées méritent d'augmenter la quantité de boissons. Il s'agit notamment des patientes qui ont des calculs rénaux ou qui font des infections urinaires de manière extrêmement fréquente. Sinon, boire un litre à un litre et demi par jour suffit. Vous n'éliminerez pas plus vos toxines en buvant trop, elles seront uniquement plus diluées. Bien entendu, la quantité de boisson doit être adaptée en fonction des besoins de l'organisme. En fait, plus que la quantité de boisson, le meilleur témoin d'une hydratation satisfaisante est la quantité d'urine produite par 24 heures. Normalement, on urine entre 1 et 1,5 litre par jour.

Il faut donc boire raisonnablement et consommer des fruits et légumes qui, rappelons-le, contiennent des quantités non négligeables d'eau. Le bon sens doit conduire votre démarche. Une personne âgée qui boit un bol de soupe le soir et avale ensuite une tisane doit modifier un tel comportement pour contrôler son incontinence nocturne. Dans ce cas, le calendrier mictionnel favorise le changement de comportement et force au déplacement de la consommation hydrique plus tôt dans la journée, sans forcément diminuer la consommation totale.

Une femme qui boit normalement ne doit pas réduire sa consommation pour améliorer son incontinence. Cependant, une femme qui boit trop peut diminuer son volume de boisson, ce qui l'aidera à réduire son incontinence. Plus une vessie se remplit vite, plus elle devient hyperactive.

Incontinence et constipation : y a-t-il un lien ?

Régler le problème de constipation est essentiel pour favoriser une bonne continence. Il est cependant important de distinguer deux formes de constipation. Il existe, d'une part, la constipation dite de "transit" qui correspond à un ralentissement de la progression des matières dans l'intestin. Ce type de constipation se caractérise par des selles peu fréquentes. Il existe, d'autre part, des constipations dites "terminales" qui se traduisent par une difficulté d'émission des selles avec nécessité d'une poussée abdominale intense pour pouvoir évacuer les selles. Si les deux types de constipation peuvent être associés chez une même patiente, ce sont bien évidemment les constipations terminales qui ont le plus de conséquences sur le périnée. En effet, l'effort de poussée pour aller à la selle favorise la fragilité sphinctérienne. Il est important de traiter un mauvais transit et, surtout, les troubles de l'exonération terminale par une rééducation, une alimentation différente et une prise de médicament qui charge les selles en eau ou, encore, par une rééducation pour traiter une constipation terminale.

Par ailleurs, le traitement efficace et actif d'une constipation terminale est particulièrement important dans la période qui suit une intervention chirurgicale pour incontinence d'effort. En effet, les efforts de défécation répétés pourront entraîner, pendant la période de cicatrisation, une fragilisation de l'intervention qui a été réalisée.

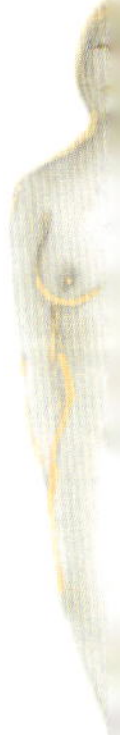

Y a-t-il des précautions d'hygiène locale à prendre lorsque l'on présente des fuites urinaires ?

L'urine en elle-même crée un milieu propice à la prolifération des bactéries et autres micro-organismes. Essentiellement basique (le contraire d'acide), l'urine détruit le film acide de la peau. Chez la patiente âgée incontinente, la peau peut être ainsi sérieusement agressée. Il faut laver soigneusement les zones souillées, les sécher avec soin et changer régulièrement de protection. À cet égard, vous devez choisir des supports adaptés, c'est-à-dire dont la taille et la capacité d'absorption correspondent à vos besoins. Les serviettes hygiéniques, qui ne sont pas conçues dans cette intention, sont souvent mouillées dès les premières fuites et sont donc peu conseillées. Les miniprotections, comme les protège-slips, peuvent être utilisées face à l'incontinence de l'effort, si vous perdez quelques gouttes en jouant au tennis, par exemple. Les tampons périodiques, à insérer dans le vagin, peuvent être une autre proposition. Ils ont un effet pression, évitant les fuites à l'effort.
Quel que soit votre mode de protection, privilégiez l'hygiène et le confort. Il existe des gammes variées de produits allant de la protection "string" triangulaire jusqu'au change complet.
Il est simplement regrettable de constater que l'assurance maladie ne couvre pas les besoins en protections, contrairement à ce qui se passe dans de nombreux pays européens.

JEAN-PIERRE DENTZ

KINÉSITHÉRAPEUTE RÉÉDUCATEUR EN PÉRINÉOLOGIE, STAINS

COMMENT SE PROTÉGER DES FUITES ?

"Si notre objectif en tant que professionnels est d'aider les femmes à retrouver plus d'autonomie grâce à la rééducation et de leur permettre de ne plus avoir à porter de protection, notre rôle est aussi de les conseiller dans le choix des garnitures.

Les nouvelles gammes sont en ouate de cellulose sur laquelle est collée une poudre superabsorbante. Au contact du liquide urinaire, ce produit permet une transformation chimique de l'urine en gel. Pas de fuite ni de débordement ! Ces garnitures sont adaptées à l'importance de la fuite ; les plus petites sont même adaptables au string.

Elles sont recouvertes d'un voile qui isole le périnée et empêche la remontée des urines, évitant les macérations, les rougeurs et les crevasses.

Ces protections sont imprégnées d'un déodorant.

Une bonne hygiène est nécessaire, avec un maximum de deux toilettes quotidiennes, à l'aide d'un pain ou d'un savon hydratant. Une crème protectrice à étaler sur le périnée évite les problèmes locaux cutanés.

Enfin, en cas de plaie, il convient de traiter localement, comme pour les bébés, à l'aide d'éosine ou de crèmes grasses.

L'inconvénient majeur des garnitures reste leur prix, une protection spécifique coûtant en moyenne 1,50 euro l'unité. Celles qui offrent la meilleure qualité sont uniquement vendues en pharmacie. À la patiente de comparer. Autre inconvénient, le poids de la garniture souillée dans la culotte (jusqu'à 300 g).

Pour les incontinences à l'effort, on conseille le port du tampon qui joue le rôle de bouchon/pression. Dans le même esprit, il existe des tampons vaginaux réutilisables vendus en pharmacie (environ 15 euros)."

Sport et incontinence : quels liens ?

Le pourcentage d'incontinences urinaires est plus élevé chez les jeunes filles nullipares sportives, a fortiori après accouchement, que dans une population de femmes d'âge identique mais non sportives. Une étude norvégienne portant sur 37 étudiantes en éducation physique démontre que 38 % d'entre elles se plaignent de fuites à l'effort. D'autres études portant sur un plus grand nombre de jeunes filles très sportives de moins de 20 ans démontrent que 28 % des athlètes sont incontinentes.

Le coefficient est donc triplé par rapport à la population générale du même âge, sachant que la prévalence de l'incontinence à l'effort est particulièrement élevée chez les sportives de haut niveau. Les études médicales sur l'incontinence dans le milieu sportif sont encore rares : plus qu'ailleurs, le sujet est ici tabou et les scientifiques ont du mal à recruter pour des interrogatoires. Cependant, les professionnels de santé veulent mettre en garde contre les excès dans les pratiques sportives ; les conséquences, on le sait, sont extrêmement handicapantes.

Toutes les activités physiques n'ont cependant pas le même retentissement sur la statique pelvienne. Le risque est majoré dans les activités à fort impact – gymnastique acrobatique, aérobic intensif – qui imposent au plancher pelvien une pression trois ou quatre fois supérieure à la moyenne. L'hyperpression abdominale est ainsi la cause première des incontinences à l'effort chez les femmes très sportives. Elle s'accompagne d'une trop grande activité musculaire abdominale. Les sports "portés" sont en revanche beaucoup moins délétères, le périnée n'encaissant pas directement tous les à-coups d'hyperpression abdominale. On peut citer, à titre d'exemple parmi les sports à conseiller, la natation, le vélo, etc.

Je suis très sportive et musclée. Pourquoi suis-je incontinente ?

Il y a une réaction d'incompréhension entre posséder une bonne musculation générale des abdominaux et remarquer un déficit au niveau des muscles du périnée, qui entraîne une incontinence. En fait, si le sport entraîne rapidement une musculature abdominale de bonne qualité, il n'aura en revanche aucun impact direct sur le périnée. Un déséquilibre progressif va donc se créer entre puissance des abdominaux et résistance du périnée. Par ailleurs, les sportives présentent souvent une inversion de la commande volontaire périnéale, c'est-à-dire qu'elles contractent d'abord les abdominaux au lieu du périnée lors d'un effort.

Pour couronner le tout, lors de la pratique physique (course, saut), la pression abdominale liée à la simple pesanteur s'exerce d'autant plus sur le plancher pelvien que la paroi abdominale a une bonne tonicité. Ainsi, schématiquement, on peut penser que des muscles abdominaux très forts risquent de favoriser la survenue d'une incontinence urinaire. En effet, les à-coups de pression abdominale avec les efforts répétitifs et parfois violents (selon le type de sport) vont augmenter le risque de fragilisation périnéale.

Chez les grandes sportives, le facteur psychique est lourd et représente un frein à la consultation. En effet, elles se sentent trahies par leur corps qu'elles maîtrisent habituellement.

Enfin, il faut sans doute souligner le fait que le milieu sportif de haut niveau est souvent mal informé sur cette nouvelle pathologie. Il serait souhaitable dans l'avenir qu'une collaboration plus étroite s'instaure entre médecins du sport et praticiens spécialisés de l'incontinence urinaire.

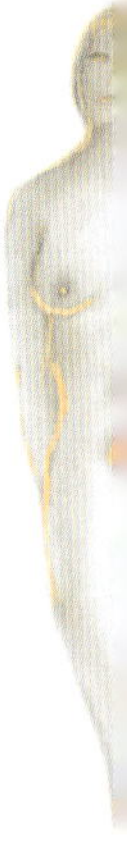

Quels sont les sports à éviter en cas de fuites ?

Il existe effectivement une certaine relation entre résistance du plancher pelvien et augmentation de la pression intra-abdominale engendrée par la pratique d'un sport. Si la pression à laquelle est soumise la vessie au repos est de 10 cm d'eau, elle peut monter jusqu'à 100 cm d'eau pendant des sauts tels que ceux pratiqués en trampoline.

On peut regrouper les sports en trois grandes catégories en fonction de l'impact sur le plancher pelvien :

- le groupe 1 comprend les sports entraînant une très forte pression abdominale et représentant donc un risque majeur d'incontinence urinaire. Dans ce groupe, l'on trouve l'aérobic intensif, l'athlétisme, le volley-ball et les sports de combat notamment ;
- le groupe 2 regroupe les sports à risque intermédiaire car entraînant une élévation modérée de la pression abdominale. Il s'agit essentiellement du jogging, du tennis et du golf ;
- enfin, le groupe 3 comprend les activités physiques à impact bas sans risque d'incontinence. On retrouve dans ce groupe les sports "portés" comme la natation bien évidemment, mais également le vélo.

Si le choix d'un sport est personnel, il faut cependant privilégier les activités sans impact prolongé, en recommandant la pratique du vélo, la natation ou le roller.

VII. Incontinence, grossesse, hormones et sexualité

A. Grossesse

La grossesse est-elle une période à risque ?

Bien sûr ! Les troubles urinaires sont fréquents pendant la grossesse. Ainsi, une étude récemment réalisée en Hollande auprès de 293 femmes a montré que, dès la fin du premier trimestre de la grossesse, 75 % des femmes signalent une augmentation de la fréquence de leurs mictions et que, dans 62 % des cas, les envies d'uriner sont devenues pressantes. L'incontinence à l'effort était présente, dans cette étude, à la fin du premier trimestre de la grossesse chez 19 % des patientes suivies, pour concerner finalement 45 % des femmes au cours du troisième trimestre de la grossesse. Globalement, 20 % des femmes suivies dans cette étude se sont déclarées gênées par les troubles urinaires survenus pendant leur grossesse, et ce dès la fin du premier trimestre de la grossesse.

Au cours de la grossesse, on assiste à une hyperlaxité (relâchement) des ligaments qui maintiennent l'utérus et à une augmentation de la courbure lombaire. Ainsi, le poids de l'utérus en station debout s'exerce vers la fente vulvaire. La grossesse modifie par ailleurs la transmission des pressions entre l'abdomen et la vessie à l'effort. C'est souvent au cours d'une grossesse qu'apparaissent les premiers symptômes de l'incontinence. On estime que 30 % des femmes enceintes en souffrent à des degrés variables, surtout au cours du dernier trimestre de la grossesse. Les problèmes urinaires les plus souvent rencontrés sont l'incontinence urinaire à l'effort et les mictions impérieuses. Les fuites à l'effort sont de loin les plus fréquentes.

Seules parades : réduire les situations à risque (effort, toux, activité sportive, constipation), éviter les excitants de la vessie (thé, café, vin blanc) et consulter en cas d'infection urinaire. Dans tous les cas, ces symptômes indiquent un terrain à risque et justifient une rééducation préventive après l'accouchement.

Est-il vrai que l'accouchement peut être responsable des problèmes d'incontinence ?

Au niveau de l'appareil urinaire, lors de l'engagement, la tête du bébé applique l'urèthre contre l'os de la symphyse pubienne (mont de Vénus) et refoule le col vésical (entonnoir à la sortie de la vessie) vers le haut et l'avant. Les conséquences sont un étirement du système de fermeture et une altération du fonctionnement de la continence. Au cours de l'accouchement, la présentation distend le périnée et donc le pouvoir de contraction des muscles et des sphincters.

Existe-t-il des conditions d'accouchement qui augmentent le risque d'incontinence ?

Le risque d'incontinence à l'effort est majoré après un accouchement par voie vaginale dès lors que le poids de l'enfant dépasse 3,7 kg, que le périmètre crânien est supérieur à 35,5 cm et que la durée de l'expulsion a été longue. Il faut cependant noter qu'il arrive parfois que cette incontinence survienne même après césarienne. Dans 60 % des cas, la rééducation est suffisante ; cependant, il peut être nécessaire de poursuivre encore ce traitement pour quelques séances supplémentaires en cas de persistance des troubles urinaires (cinq à quinze séances). La consultation est incontournable quand on sait qu'une bonne prise en charge de l'incontinence urinaire après accouchement diminue le risque d'incontinence à un âge plus avancé.

Conseils venus d'Australie

Pour réduire l'incidence de l'incontinence urinaire auprès de femmes ayant accouché par forceps et/ou d'un bébé de plus de 3,7 kg, une étude australienne vise à démontrer l'efficacité d'un programme de prévention associé à des consultations avec un kinésithérapeute. Ce programme consiste à :

- **discuter à partir d'un livret qui explique l'anatomie, le plancher pelvien et ses fonctions ;**
- **boire et uriner six à huit fois par jour ;**
- **éviter la caféine ;**
- **apprendre à contracter le périnée ;**
- **pratiquer trois fois par jour des exercices périnéaux, sous forme de contractions de quelques secondes ;**
- **suivre avec assiduité les exercices proposés ;**
- **visualiser son périnée avec un miroir pour mieux connaître son anatomie.**

Après mes accouchements, j'ai perdu mes urines régulièrement pendant six mois. Depuis, les fuites sont occasionnelles. Vais-je vers une incontinence chronique ?

Comme nous l'avons signalé, il existe des facteurs de risque reconnus (gros bébés, utilisation de forceps, temps de travail prolongé), fréquemment en cause dans l'incontinence du post-partum.
Normalement, la rééducation périnéale améliore l'incontinence, la gêne fonctionnelle ne persistant plus au-delà de 3 mois. Elle est à pratiquer un mois après l'accouchement dans la plupart des cas. Prises en charge par la sécurité sociale, ces dix séances prescrites par un médecin se pratiquent avec une sage-femme ou un kinésithérapeute spécialisé. La rééducation périnéale recommandée et remboursée n'est malheureusement pratiquée que par 60 % des mamans.
Si l'incontinence persiste, elle a de grandes chances de devenir chronique. Il est important de procéder alors à d'autres examens, pour diagnostiquer une éventuelle anomalie congénitale, un problème héréditaire ou des anomalies constitutionnelles associées.
Dans les cas les plus sévères, les muscles du plancher pelvien étirés à cause de manœuvres instrumentales ont perdu durant l'accouchement une grande partie de leur contractilité et de leur endurance.

Par ailleurs, un certain nombre de lésions périnéales correspondent à des lésions surtout neurologiques par étirement des fibres nerveuses des nerfs qui assurent la contractilité des muscles du périnée. On parle alors de "neuropathie périnéale" qu'il faut en principe explorer par des investigations neurophysiologiques.

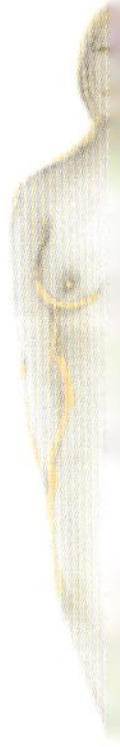

B. Hormones

J'ai constaté une aggravation de mes fuites quelques jours avant mes règles. Quelle en est la raison ?

L'urèthre et le vagin sont sensibles aux hormones. Les œstrogènes augmentent la vascularisation de ces deux organes, favorisant leur fonction. Dès qu'il y a diminution du taux d'œstrogènes, il y a diminution de la tonicité vaginale et de la pression uréthrale. Les modifications hormonales œstrogènes-progestérone observées au cours du cycle menstruel expliquent en partie l'aggravation de l'incontinence dans les jours qui précèdent les règles. Ce phénomène concerne aussi bien l'incontinence à l'effort que les urgences mictionnelles.

Certaines femmes sont plus sensibles que d'autres aux variations hormonales et peuvent constater dès le post-partum ce lien entre cycle hormonal et incontinence. Cette population sensible doit donc être prévenue, sachant que ce constat révèle une prédisposition plus manifeste à l'incontinence de la ménopause.

Y a-t-il une relation entre l'arrêt de mes règles en période de ménopause et l'apparition de l'incontinence ?

Comme nous l'avons vu précédemment, la diminution du taux d'œstrogènes dans l'organisme à l'approche de la ménopause provoque une faiblesse des tissus et des organes et donc un risque d'apparition de l'incontinence. De nombreuses femmes rencontrent ce problème à cette période de leur vie. Les œstrogènes locaux (gel, crème, ovules) ou le traitement hormonal substitutif par voie générale permettent une amélioration de la tonicité vaginale, périnéale et uréthrale, favorisant la continence dans la majorité des cas.

Les femmes qui ont des antécédents de fuites ou un terrain prédisposant (problème d'incontinence familiale) ne doivent pas hésiter à consulter en périménopause et a fortiori après l'arrêt définitif des règles.

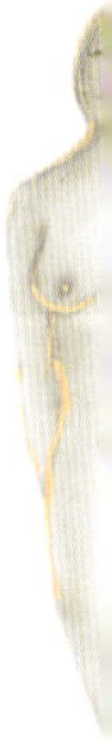

Depuis que je suis sous traitement hormonal, mon incontinence s'est aggravée. Pourquoi ?

En majeure partie, les patientes consultant pour incontinence sont des femmes en période de ménopause. A priori, avec un traitement substitutif local ou général, l'incontinence a plutôt tendance à s'améliorer, en particulier les envies pressantes.
Ici, la coïncidence entre la prise d'un traitement et une augmentation des fuites pourrait également être liée à d'autres facteurs tels que l'activité physique entraînant une incontinence à l'effort, ou à une carence en œstrogènes insuffisamment corrigée ; il n'y a donc pas de lien établi entre la prise d'un traitement hormonal substitutif (THS) et une incontinence. Interrogez-vous et interrogez votre médecin sur votre changement de comportement ou sur d'éventuels facteurs environnementaux.

c. Sexualité

J'ai eu une fuite pendant un rapport sexuel. Que s'est-il passé ?

Il existe plusieurs causes à l'incontinence pendant les rapports sexuels :

- en premier lieu, une pression uréthrale défaillante (incompétence sphinctérienne) révèle l'incontinence à l'effort : suite à n'importe quel mouvement (de la pénétration au changement de position), vous perdez vos urines ;
- la deuxième cause tient aux contractions involontaires et anarchiques de la vessie (instabilité vésicale) qui surviennent sans aucun effort déclenchant. L'envie d'uriner arrive au moment du rapport, altérant la relation. L'émotion, facteur déclenchant d'instabilité vésicale, aggrave encore la situation ;
- troisième cause, moins fréquente : la fuite à l'orgasme. En effet, un certain nombre de femmes peuvent présenter une incontinence au cours d'un orgasme. Il s'agit d'un paroxysme émotionnel comme la peur, le trac ou le fou rire, qui libère (un peu trop) le contrôle que le cerveau exerce sur la vessie.

On remarque que le nombre de consultations concernant les problèmes de sexualité liés à l'incontinence sont en augmentation. Les femmes, culpabilisées, viennent chercher solution et réconfort auprès des professionnels de santé.

Les solutions sont les suivantes :

- vider votre vessie préalablement à tout rapport sexuel ;
- éviter certaines positions qui impliquent une augmentation de la pression intra-abdominale ;
- favoriser les changements lents et précautionneux de position ;
- prendre certains médicaments qui diminuent les spasmes de la vessie ;
- rééduquer les muscles périnéo-sphinctériens ;
- recourir à une intervention chirurgicale, notamment s'il s'agit d'une incontinence urinaire à l'effort.

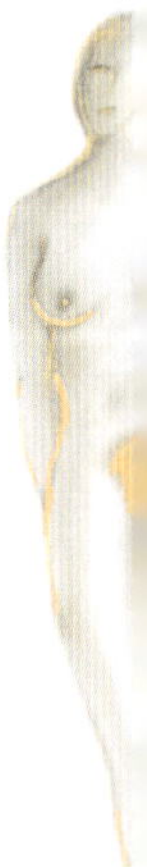

Depuis que je suis incontinente, je n'ose plus faire l'amour. Mon comportement est-il ridicule ?

Certaines femmes se sentent honteuses face à leur problème. L'incontinence dégrade l'image de soi. L'impression de sentir mauvais, d'être salie, moins séduisante et peu féminine bloque la relation sexuelle. Ces femmes se sentent trahies par leur corps. Outre le traitement (rééducation ou médicaments), un accompagnement psychologique et sexologique éventuel peut aider à surmonter ces difficultés.

J'ai honte de mon état. Mon incontinence me prive de relations sociales. Suis-je la seule à réagir ainsi ?

Vous n'êtes pas la seule dans ce cas. Ce sentiment de honte est lié, entre autres, à l'idée de perte de féminité et sans doute aussi à celle de régression et de vieillissement, souvent associée à l'incontinence. Ces sentiments très fréquents mais insuffisamment exprimés par les patientes peuvent conduire à un repli sur soi, par peur de ce que les gens pourraient dire ou à cause de la crainte d'une fuite au mauvais moment. Plus de sorties, plus de dîners, plus de théâtre, plus de sport. L'incontinence est aussi gênante pour le conjoint et les relations sexuelles ont tendance à diminuer, voire à cesser. D'abord et avant tout, il faut oser en parler. L'incontinence ne doit plus être un tabou et des solutions existent.

Il faut savoir que certaines incontinences de l'adulte sont aussi liées à des agressions sexuelles ou à des attouchements survenus dans l'enfance qui, forcément, participent à la difficulté de verbaliser le problème de l'incontinence, conduisant ainsi à un vrai malaise social ou psychologique.

Laure Mourichon

Sexologue et kinésithérapeute spécialisée en rééducation périnéale, Vincennes

Sexualité et incontinence

"De nombreuses femmes consultent pour un problème d'orgasme inassouvi, voire un arrêt total des relations avec le partenaire, consécutif à des fuites d'urine. Une relation sexuelle doit être active, tant sur le plan affectif que physique. La rééducation périnéale participe déjà à la prise de conscience de l'activité des organes (contraction et décontraction des muscles), qui permet un retour des sensations. Ensuite, l'important est l'écoute. Les femmes n'osent pas toujours aborder d'emblée leurs troubles sexuels. Je privilégie donc le "dire" des patientes, leurs symptômes, les difficultés qu'elles expriment. Pour certaines, c'est le problème des protections, pour d'autres, c'est celui des odeurs qu'elles croient diffuser qui prévaut et les rend moins attirantes à leurs yeux.

Je les conduis à reprendre confiance, à réinvestir leur corps et, pour beaucoup, à utiliser des protections qui épousent les formes les plus variées (string), voire à se débarrasser par étapes du protège-slip. Elles retrouvent petit à petit leur séduction, elles réapprennent à s'aimer."

Depuis que je suis incontinente, je me sens complètement bloquée dans ma vie affective et sexuelle. Pourquoi ?

Les parties génitales de la femme sont très proches de l'anus et de l'orifice urinaire. Cette zone carrefour du sexe, des urines et des matières fécales, très sensible, très intime, devient un tout. Il n'est donc pas étonnant qu'une femme incontinente soit constipée ou que son problème de fuite soit lié à un blocage sexuel. L'exploration urodynamique apporte parfois des éléments de réponse.

Témoignage

Une femme de 50 ans présentant des fuites d'urine atypiques.

Depuis l'enfance, elle souffre de troubles de la vessie. Contractée d'une manière permanente, elle rencontre aussi des difficultés sexuelles. Elle se décrit comme "verrouillée". Le médecin finit par savoir que sa mère a exercé sur elle des pressions et des violences jusqu'à ce qu'elle soit propre. Le traumatisme de l'enfance a entraîné cette femme dans une position de fermeture quasi totale, provoquant un blocage (anorexie, constipation et problème urinaire). Une thérapie et une rééducation lui ont permis de surmonter ses difficultés.

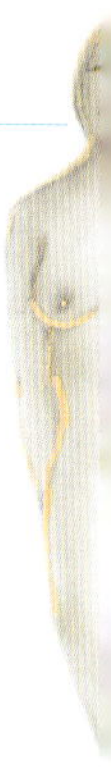

Dr Jean-Jacques Labat

Neurologue, Nantes

Face à l'incontinence, penser antécédents d'abus sexuels

"Certaines femmes victimes d'abus sexuels dans l'enfance présentent un "syndrome de fermeture, d'intériorisation ou d'anti-pénétration". Typiquement, il s'agit de patientes en rétention d'urine, avec une constipation chronique et un vaginisme. Le deuxième tableau est a priori moins évocateur et le lien de causalité paraît moins évident ; on pourrait l'appeler "syndrome émotionnel, de stress, d'extériorisation" : il s'agit de patientes présentant une hyperactivité vésicale rebelle à toute thérapeutique.

Les études concernant le devenir des victimes d'abus sexuels se sont jusqu'alors surtout intéressées aux conséquences psychiques à court et à moyen termes (syndrome de stress post-traumatique), beaucoup moins aux conséquences psychosomatiques à long terme. Ainsi, depuis quelques années, les gastro-entérologues ont constaté une grande fréquence d'antécédents d'abus sexuels dans la pathologie fonctionnelle digestive. Deux autres domaines sont également en cause : les troubles fonctionnels urinaires et les douleurs pelviennes chroniques. L'une des difficultés est d'établir un lien de causalité entre l'antécédent et le symptôme psychosomatique. En cas de suspicion, il n'est pas toujours facile de faire s'exprimer la patiente sur ses antécédents d'abus sexuels. La conduite à suivre est de conseiller à la patiente une thérapie qui devrait lui permettre de surmonter ses douleurs enfouies tout en résolvant ses problèmes d'incontinence."

VIII. Traitements de l'incontinence

A. Médicaments

Existe-t-il des médicaments pour traiter l'incontinence ?

On ne soigne pas de la même manière une incontinence à l'effort et une incontinence par impériosité, les mécanismes étant différents.

En cas d'instabilité vésicale avec fuites par impériosité, des anticholinergiques peuvent vous être prescrits. Ce sont des médicaments qui agissent sur la vessie en limitant ou en supprimant les contractions non désirées. Le traitement est habituellement prescrit pour une durée initiale de douze semaines. À la fin de cette période de traitement, le médecin évaluera avec vous son efficacité. À l'issue de cette consultation, le traitement pourra soit être poursuivi à l'identique, soit être interrompu, soit être poursuivi de manière discontinue avec une prise à la demande, c'est-à-dire uniquement dans les circonstances où les symptômes ont le plus de risque de se manifester ou d'être gênants : stress, fatigue, sorties prolongées, etc.

Pour l'incontinence à l'effort, il n'existe actuellement aucun traitement médicamenteux spécifique mais les recherches sont actives et prometteuses.

Les œstrogènes, prescrits par voie locale ou par voie générale chez la femme ménopausée, ne paraissent pas avoir d'effet direct pour traiter une incontinence urinaire. Cependant, ils facilitent certainement les autres traitements comme la kinésithérapie ou la chirurgie en rendant leur souplesse aux tissus.

Tous ces traitements médicamenteux ont l'avantage de pouvoir être prescrits dès la première consultation sans attendre les résultats d'un éventuel bilan urodynamique.
Cependant, leur efficacité pourra être renforcée si des explications détaillées et des conseils d'hygiène de vie sont prodigués dans le même temps. Parfois, ces médicaments seront prescrits en association avec une rééducation périnéale. Enfin, le calendrier mictionnel effectué avant traitement puis sous traitement vous permettra de prendre conscience des progrès accomplis.

Il faut savoir que l'automédication est potentiellement dangereuse. Il existe des interactions entre les médicaments et des effets secondaires qui peuvent être nocifs pour votre santé. De plus, le médecin doit tenir compte des contre-indications au moment de la prescription. Précisez-lui toujours la liste des médicaments que vous prenez déjà car certaines molécules ont, par essence, un effet sur les fuites urinaires, si bien que leur consommation peut être un facteur favorisant votre incontinence (vasodilatateurs cérébraux, antidépresseurs, diurétiques, antihypertenseurs).

Les médicaments anticholinergiques ont-ils des effets secondaires et des contre-indications ?

En dehors, d'une sensation possible de bouche sèche, les anticholinergiques sont en règle générale bien tolérés. Que faire en cas de sensation de bouche sèche ? Ce phénomène est dû à l'effet du médicament sur les glandes salivaires. Le premier réflexe des patientes est de boire, ce qui a pour conséquence d'aggraver les troubles urinaires et surtout de n'améliorer en rien la sensation de bouche sèche. La meilleure solution est d'utiliser des moyens qui permettent de stimuler la salivation pour contrecarrer les effets du médicament. Les principales astuces sont donc de mâcher un chewing-gum ou de sucer une pastille sans sucre. Il est cependant encourageant de noter que les dernières molécules développées semblent avoir une meilleure tolérance de ce point de vue.

La principale contre-indication des médicaments anticholinergiques est d'ordre ophtalmologique. Il faut en effet s'enquérir de l'éventualité d'un glaucome.

De toute façon, comme pour tout traitement médicamenteux, une surveillance médicale s'impose.

B. Rééducations

Puis-je pratiquer moi-même des exercices ?

Les exercices de rééducation périnéale sont assez simples à réaliser. En même temps, ils nécessitent pour la femme de bien comprendre et maîtriser le fonctionnement de son corps.

Cependant, attention ! Les exercices que vous pourriez pratiquer ne seraient peut-être pas appropriés. Vous pouvez être confrontée à une absence de contrôle de vos muscles ou vos muscles peuvent être trop faibles ; les dégâts seraient alors difficilement rattrapables avec la rééducation.

Il est donc conseillé de vous adresser à un spécialiste de cette rééducation avec une ordonnance adaptée pour faciliter cet apprentissage, qui est une véritable éducation. À l'issue de ce travail avec le rééducateur, vous aurez en revanche à poursuivre vous-même le travail de rééducation. En effet, la rééducation périnéale est semblable à n'importe quel travail de "musculation" : le résultat ne se maintient dans le temps que s'il est entretenu.

Enfin, nombre de femmes pensent que faire du "stop pipi" permet de rééduquer le périnée. En fait, cette astuce décrite il y a de nombreuses années et qui consiste à bloquer le jet urinaire lors de la miction est actuellement déconseillée. En effet, la répétition des interruptions volontaires de la miction peut entraîner en retour une véritable perturbation du réflexe mictionnel.

Quels sont les différents types de rééducation que je devrai subir ?

Tout d'abord, on ne "subit" pas mais on choisit d'entreprendre des séances de rééducation périnéale. La rééducation permet une amélioration chez 50 % des femmes incontinentes à l'effort. Elle est systématiquement proposée aux jeunes mamans car la grossesse et l'accouchement peuvent entraîner un relâchement des muscles du périnée. La France se trouve ainsi en tête des pays les plus prescripteurs de rééducation.
Cette rééducation consiste à exécuter des contractions des muscles entourant le vagin et l'anus, afin de remuscler le périnée qui soutient tous les organes. La sage-femme ou le kinésithérapeute spécialisé vous expliqueront comment pratiquer cette rééducation. Dix à douze séances sont généralement prescrites.
Il existe plusieurs types de rééducation, qui se déclinent sous forme d'exercices différents et utilisent des matériels variés.

La rééducation périnéale

Si vous avez une incontinence à l'effort modérée, le traitement le plus simple consiste à rééduquer les muscles dont le relâchement est en cause. Ce ne sont pas les abdominaux, mais tous les muscles qui participent au maintien de la vessie, de l'utérus et du rectum. Ces muscles constituent ce que l'on appelle le périnée. Cette rééducation est facile à effectuer et vous pouvez très bien la pratiquer chez vous après avoir appris les bons mouvements chez un kinésithérapeute ou auprès d'une sage-femme. Elle repose sur le travail manuel intravaginal effectué par les praticiens et sur des exercices de contraction active volontaire qui varient en durée, en position et en intensité.

Les cônes

Ce concept qui date de vingt ans permet le renforcement des muscles du plancher pelvien à l'aide de poids. La patiente, chez elle, en position debout, place à l'intérieur de son vagin le cône le plus léger, qu'elle doit essayer de maintenir par une contraction périnéale. Le temps de maintien est de deux fois 15 minutes chaque jour. Le poids sera progressivement augmenté.

Le biofeedback

C'est une technique active et volontaire qui accélère le contrôle de la région périnéale par une meilleure prise de conscience de ce qu'est physiquement le périnée. Une sonde intravaginale est associée à une électrode appliquée en surface, collée sur les abdominaux. Le tout est relié à un écran de contrôle qui permet à la patiente de visualiser et d'entendre si la contraction musculaire qu'elle effectue est efficace. L'objectif est d'arriver à obtenir lors d'un effort de retenue volontaire une contraction périnéale de bonne qualité sans contraction abdominale associée. Cette technique demande une bonne participation de la patiente et une motivation pédagogique du thérapeute. La démarche paraît traumatisante mais elle n'est pas invasive ni douloureuse. Elle doit être pratiquée pendant une dizaine de minutes à chaque séance.

La stimulation électrique

Cette technique repose sur la restauration normale des mécanismes de l'incontinence. La stimulation des muscles du périnée a deux effets : une inhibition de la vessie et une activation des muscles du périnée ainsi que du sphincter. Cette technique permet donc de diminuer les spasmes de la vessie et d'améliorer le tonus musculaire. Certains la recommandent en début de rééducation pour faire prendre conscience à la patiente de ce qu'est une contraction périnéale.

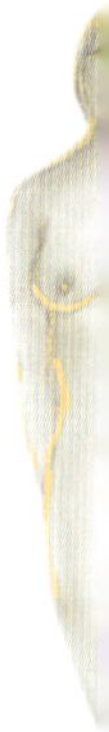

L'électrostimulation magnétique

C'est la plus récente des méthodes de stimulation. Elle fonctionne en produisant la variation d'un champ magnétique qui pénètre le périnée à travers les os et les tissus. Sur le plan pratique, vous restez vêtue et assise sur un fauteuil thérapeutique. Le stimulus est programmé par une carte magnétique et la durée de la stimulation est de 24 minutes. Non invasive, non douloureuse, cette technique récemment importée des États-Unis n'est pas suffisamment validée. En France, il n'existe que quelques fauteuils thérapeutiques de ce type.

La rééducation comportementale

Il existe plusieurs types de traitements, mais le plus couramment utilisé reste le calendrier mictionnel. Il s'agit de modifier les "mauvaises" habitudes mictionnelles, souvent inconscientes et prises depuis de nombreuses années. Le but est d'augmenter les intervalles entre deux mictions en vous demandant de respecter un délai supplémentaire entre chacune d'elles.

Peut-on prévenir l'incontinence urinaire par la rééducation ?

Des contractions périnéales devraient être pratiquées systématiquement tous les jours, par toutes les femmes, quel que soit leur âge. Voici, par exemple, un exercice qui passe inaperçu et que vous pouvez intégrer à votre vie quotidienne, à la maison, au bureau : contracter le périnée comme si vous vouliez arrêter le jet d'urine pendant la miction. De telles contractions volontaires, si elle sont régulièrement effectuées, peuvent en effet prévenir une incontinence urinaire. De manière très schématique, une bonne contraction périnéale se traduit par la sensation que l'anus remonte dans le corps. Les muscles périnéaux sont d'ailleurs nommés en langage anatomique médical les "élévateurs de l'anus". Faites cet exercice une dizaine de fois de suite et répétez-le souvent.

Après un accouchement, en France, une rééducation préventive avec un professionnel est proposée. La rééducation périnéale vise alors à renforcer tous les muscles traumatisés et qui, de ce fait, participent moins bien au soutènement de la vessie, de l'utérus et du rectum.

La rééducation périnéale est-elle efficace dans tous les cas ?

C'est toujours le traitement de première intention de l'incontinence urinaire à l'effort. L'objectif est de renforcer la musculature périnéale et d'apprendre à automatiser la contraction périnéale avant tout effort. Ses chances de réussite dépendent de la motivation de la patiente et de l'implication du thérapeute. Le travail de rééducation passe en général par trois étapes : perception de la contraction et de la relaxation des muscles, amélioration de l'intensité et de la durée de la contraction musculaire, acquisition d'un automatisme de verrouillage périnéal lors des efforts. Ce verrouillage se traduit par une contraction périnéale "réflexe" qui anticipe chaque effort : toux, éternuement, soulèvement de poids, etc.

La rééducation périnéale peut également être indiquée pour traiter ou améliorer une hyperactivité vésicale, l'acquisition d'une contraction périnéale efficace et de bonne qualité devant permettre de contrebalancer la contraction vésicale et donc de faire disparaître la sensation d'envie pressante. Enfin, l'hyperactivité vésicale peut également être significativement améliorée par une stimulation électrique périnéale utilisant des courants particuliers dits à "basse fréquence" qui ont un effet freinateur sur la vessie.

Il n'existe pas une technique plus efficace qu'une autre. C'est au rééducateur de proposer à la patiente la ou les techniques qui sont les mieux adaptées à son cas, du travail manuel au biofeedback en passant par l'électrostimulation.

Je ressens des douleurs pendant les séances de rééducation avec stimulation électrique. Est-ce normal ?

Non, ce n'est pas normal. Soit l'intensité du courant n'est pas conforme, soit la sonde n'est pas adaptée à votre morphologie. Signalez ce phénomène à votre rééducateur et, si les choses n'évoluent pas positivement, changez de professionnel. En effet, cette technique, certes désagréable, ne doit en aucun cas être douloureuse. Il suffit parfois d'adjoindre un simple traitement hormonal local pour rendre les séances de rééducation plus confortables et donc certainement plus efficaces.

La rééducation, est-ce pour la vie ?

Oui ! Un programme de rééducation idéal pour incontinence urinaire d'effort pourrait se résumer ainsi : la première phase comporte habituellement une série de douze à quinze séances, réalisées en continu au rythme de une à deux séances par semaine. À l'issue de cette phase initiale, le thérapeute et le médecin décideront s'il y a lieu de poursuivre. Schématiquement, trois situations sont possibles : soit aucune amélioration n'est constatée et le recours à la chirurgie doit alors être envisagé, soit la patiente est en cours d'amélioration

et une nouvelle série de dix à douze séances peut alors être prescrite, soit les symptômes ont disparu et commence alors la deuxième phase de traitement : le programme d'entretien.
Celui-ci repose sur deux éléments essentiels : d'une part, un travail d'autorééducation qui consiste à reproduire soi-même les exercices appris avec le kinésithérapeute, éventuellement à l'aide d'un appareil d'autorééducation à domicile acheté ou loué. D'autre part, des séances dites de rappel au rythme de quatre ou cinq par an avec le thérapeute spécialisé permettront d'entretenir au mieux le résultat. Ces séances favorisent la communication avec le professionnel qui, vous rencontrant une fois tous les deux ou trois mois ensuite, peut faire le point et insister à nouveau sur des exercices et la partie éducative.

Y a-t-il des contre-indications à la rééducation périnéale ?

Le port d'un stimulateur cardiaque (pacemaker) doit être impérativement signalé, ce dispositif contre-indiquant une stimulation périnéale par courant électrique.
Par ailleurs, il existe quelques contre-indications temporaires à la rééducation comme une infection vaginale ou urinaire, une cicatrice récente endovaginale.
Le stérilet n'est pas une contre-indication à la rééducation par stimulation électrique. En revanche, le fauteuil avec stimulation magnétique est contre-indiqué si vous portez un stérilet en cuivre.
Quoi qu'il en soit, informez votre médecin ou votre rééducateur de vos antécédents médicaux, de vos traitements ainsi que d'éventuelles interventions que vous auriez déjà subies.

c. Chirurgies

Vais-je obligatoirement être opérée un jour ?

C'est loin d'être systématique. La chirurgie se justifie pour traiter une incontinence à l'effort lorsqu'il existe un handicap important et que les autres traitements se sont montrés inefficaces. Seules quelques femmes subissent une intervention face à l'incontinence : 10 % à 15 % de celles qui consultent, soit environ une femme incontinente sur dix. Ce sont essentiellement les patientes qui présentent une incontinence à l'effort qui sont candidates, et encore puisque, même dans cette catégorie, cette solution n'est préconisée que lorsque la rééducation ne suffit pas. La chirurgie, en effet, ne remuscle pas mais répare le plancher pelvien malmené.
La chirurgie n'est jamais la première solution. Il faut en effet définir l'origine de l'incontinence, évaluer la gêne ainsi que les bénéfices et inconvénients éventuels de l'intervention pour chaque situation individuelle. Quoi qu'il en soit, c'est à la patiente pleinement informée de décider si elle souhaite une intervention pour traiter son incontinence, après que le médecin lui a proposé le type d'intervention le mieux adapté à son cas. Ajoutons que, dans certaines situations, l'opération peut être différée soit de quelques jours (en cas d'infection urinaire non traitée ou si la patiente prend certains médicaments de type anticoagulants, y compris l'aspirine), soit de quelques mois si la femme envisage une grossesse à court terme (l'accouchement risquerait en effet de fragiliser l'intervention qui aurait été réalisée, compromettant ainsi le résultat obtenu) ou en cas de contre-indication temporaire à une anesthésie.

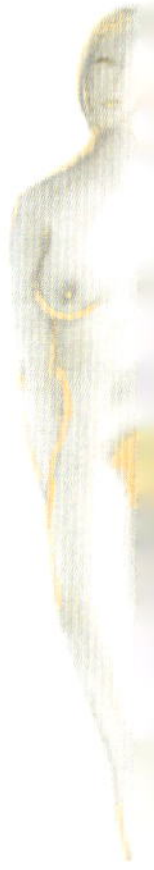

Une information complète est indispensable avant d'envisager une intervention chirurgicale. Le bénéfice est mesuré dans l'amélioration par rapport à la gêne initiale. Ainsi, dans l'incontinence à l'effort, on obtient 80 % d'amélioration exprimée chez les femmes opérées. Mais aucun chirurgien ne peut garantir une réussite totale. Le risque est commun à toute chirurgie. La patiente peut en effet être déçue et se trouver confrontée à des complications, voire à un échec. L'examen urodynamique préopératoire est indispensable afin de préciser au mieux les chances de succès de l'intervention.

Chasser les *a priori*

- La chirurgie de l'incontinence n'empêche ni la conception, ni la grossesse, ni l'accouchement.
- Il n'y a pas d'âge pour améliorer son incontinence, ni pour être opérée.
- L'information écrite à la patiente n'est pas obligatoire. Mais le médecin doit pouvoir justifier de l'information dispensée.

Types d'interventions

- Le soutènement uréthral* est indiqué dans l'incontinence à l'effort.
- Le neuromodulateur est indiqué dans l'incontinence par hyperactivité vésicale.
- Les injections endo-uréthrales ou la pose de ballonnets péri-uréthraux sont indiquées d'une manière encore "confidentielle" dans l'incontinence à l'effort.
- Le sphincter artificiel est indiqué dans les formes les plus sévères d'incontinence à l'effort.

* *On emploie également souvent les termes de TVT* (Tension-free Vaginal Tape) *ou TOT* (Trans Obturator Tape) *; il s'agit en fait des noms commerciaux des matériels chirurgicaux.*

Neuromodulation ou soutènement ?

Les deux techniques n'ont pas le même objectif. Le système de neuromodulation est indiqué pour corriger les vessies trop actives, donc l'incontinence par impériosité. Les techniques de soutènement uréthral sont utilisées dans l'incontinence à l'effort.

Traitement chirurgical de l'incontinence par instabilité vésicale : système de neuromodulation implantable

Cette technique est destinée aux patientes souffrant d'incontinence par impériosité. Lorsque les médicaments et la rééducation n'ont pas donné l'effet escompté ou lorsque la thérapie médicamenteuse est mal supportée, on propose la neuromodulation des racines sacrées (au niveau du sacrum). La communication entre le système urinaire et le cerveau fonctionne mal, à contre-courant ou d'une manière anarchique. La neuromodulation, comme son nom l'indique, utilise de faibles impulsions électriques pour stimuler un nerf situé dans le bas du dos, qui contrôle la fonction urinaire et va ainsi aider à la réguler.

Traitement chirurgical de l'incontinence à l'effort : entre suspension et soutènement uréthral

Comme précédemment, ces techniques ne sont envisagées qu'après échec de la rééducation. Ces chirurgies réparatrices ont pour objectif de refaire plus ou moins artificiellement les ligaments qui retiennent le canal de l'urèthre. Il s'agit pour le chirurgien de repositionner ou soutenir le col de la vessie, de diminuer l'ouverture du col vésical ou de soutenir l'urèthre. Le principe des interventions consiste à positionner sous le canal de l'urèthre une fine bandelette en matière synthétique afin de suppléer les ligaments défaillants.

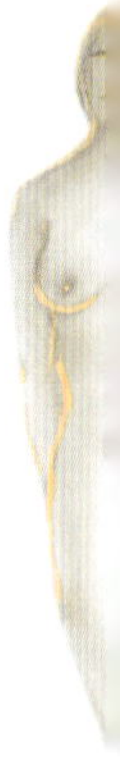

L'intervention doit-elle impérativement se dérouler sous anesthésie générale ?

De moins en moins, mais le type d'anesthésie dépend de nombreux facteurs individuels : âge, condition physique et, surtout, type d'intervention. Pour les bandelettes sous-uréthrales (TVT, TOT), tous les types d'anesthésie sont envisageables (péridurale, générale ou locale). C'est au cours de la consultation préopératoire avec le chirurgien, puis avec le médecin anesthésiste, que se fera le choix définitif. Par ailleurs, les nouvelles techniques d'injection endo-uréthrale peuvent être réalisées sous simple anesthésie locale. N'hésitez pas à poser à votre médecin toutes les questions liées aux techniques d'anesthésie possibles.

En quoi consiste la neuromodulation ?

Le neuromodulateur est un petit appareil qui ressemble à un stimulateur cardiaque. Il est alimenté par une pile. Implanté durant l'intervention sous la peau de l'abdomen, il est relié à une électrode en contact avec le nerf qui contrôle la vessie. Il est efficace pour corriger les vessies trop ou pas assez actives.
Cette technique vient en seconde intention, après un essai par thérapeutique médicamenteuse et/ou rééducation.

L'intérêt pour le contrôle électrique des troubles mictionnels chroniques remonte à une cinquantaine d'années. La première implantation de neuromodulateur date de 1981. La technique consiste à stimuler électriquement, mais sans douleur, une racine sacrée au moyen d'une électrode implantée dans le trou sacré (dans le bas de la colonne vertébrale, le sacrum).

Un protocole bien au point

Pour la technique de la neuromodulation, il faut procéder par étapes. La première consiste en un test qui permet de vérifier l'efficacité de la neuromodulation sur les troubles urinaires. Le médecin place une électrode externe (un fil métallique) à proximité du nerf sacré et la relie à un stimulateur externe qui délivre des impulsions électriques. Vous portez l'ensemble sur vous pendant cinq à sept jours. Vous ressentez alors une sensation de fourmillements ou de picotements dans la région anale, qui ne doivent jamais être douloureux. Vous réglez d'ailleurs vous-même l'intensité du système. Vous ne changez rien à vos activités quotidiennes et remplissez en même temps un calendrier mictionnel. À l'issue du test, le médecin évalue avec vous les résultats de cette stimulation externe.

En fonction des résultats (continence améliorée et retour à l'état initial après enlèvement de l'appareillage), on procède, en deuxième étape, à l'implantation du système. L'intervention dure environ une heure et se pratique dorénavant sous anesthésie locale. De la taille d'une montre, le neurostimulateur comprend l'électrode qui est fixée au sacrum à proximité du nerf sacré. Elle est reliée sous la peau par un raccord à un stimulateur (une pile) fixé soit sous la peau de l'abdomen, soit en haut de la fesse. Un programmateur permet de régler depuis l'extérieur le rythme et l'intensité des impulsions électriques. Vous repartez donc avec votre propre télécommande pour contrôler "votre stimulation" et l'arrêter en cas de problème.

La durée de vie d'un stimulateur est de cinq à dix ans. Il peut être remplacé sous anesthésie locale, le geste chirurgical étant simple.

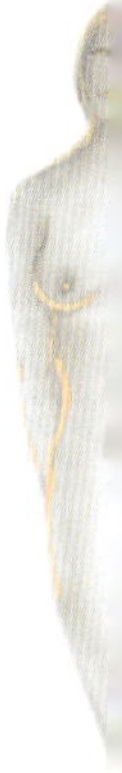

Quels résultats peut-on attendre de la neuromodulation ?

Le test de stimulation est positif lorsqu'il existe une amélioration des symptômes d'au moins 50 %. On considère actuellement que 30 % à 40 % des femmes testées auront une réponse positive. Ensuite, une fois le dispositif implanté, il y a environ 80 % de succès. Quasiment 50 % des patientes implantées ne présentent plus aucune fuite urinaire six mois après l'opération. Ce traitement permet ainsi une amélioration significative de la qualité de vie.

Il est cependant parfois nécessaire de réintervenir, le plus souvent pour remplacer la batterie de stimulation qui se décharge après quatre à cinq ans d'utilisation. Le changement de cette dernière est fait le plus souvent sous simple anesthésie locale. Par ailleurs, une réintervention plus précoce est parfois nécessaire parce qu'une électrode s'est déplacée, une connexion s'est débranchée ou encore une infection locale est survenue. Globalement, si l'on exclut les remplacements de batterie, 5 à 10 % des patientes sont réopérées pendant la première année de pose pour un ajustement du matériel.

Que fait le chirurgien au cours de l'intervention de soutènement uréthral ?

Rappelons que ces techniques ne concernent que les femmes souffrant d'incontinence à l'effort. En France, on procède en moyenne à 40 000 interventions par soutènement chaque année. La méthode a donc fait ses preuves. L'intervention se fait sous anesthésie locale, locorégionale ou sous péridurale. Elle dure de 20 à 30 minutes, avec une hospitalisation de 24 à 36 heures.
La patiente est placée en position gynécologique, jambes semi-fléchies. Le chirurgien pratique une petite incision dans le vagin afin de positionner la bandelette. Selon la technique choisie, les aiguilles ressortent par deux petits orifices, soit sur le mont de Vénus, soit de chaque côté des grandes lèvres. L'incision vaginale est ensuite fermée par des points de suture le plus souvent résorbables et qui partiront donc tout seuls après quelques jours. Une sonde urinaire est parfois mise en place pendant 12 à 24 heures, puis retirée afin que le médecin vérifie votre capacité à vider seule votre vessie.
Un arrêt de travail minimal de quelques jours est nécessaire. Vous devez en effet vous abstenir de tout effort important, supprimer le bain et éviter toute activité sexuelle pendant quatre semaines. En effet, il faut souligner que la bandelette n'est pas fixée, ne tenant que par un effet Velcro ; elle finira par s'intégrer aux tissus environnants. C'est la raison pour laquelle il est expressément demandé aux patientes de ne pas faire d'effort important en postopératoire. Ceci est particulièrement vrai pendant les deux premières semaines après l'intervention. La reprise des activités plus importantes, sportives notamment, se fera ensuite progressivement. Quoi qu'il en soit, une visite postopératoire un mois après l'intervention vous permettra de faire le point avec votre chirurgien.

J'ai peur de l'intervention. On m'a dit que je devrai porter une poche, est-ce vrai ?

Comme toute intervention, la chirurgie par soutènement peut comporter des risques et quelques désagréments. Quand on parle de poche, il s'agit seulement de contenir les urines en phase post-opératoire, à cause de la sonde posée provisoirement et retirée quelques heures après l'opération.
Seule la confiance en votre médecin et votre motivation vous aideront à surmonter votre peur. Sachez seulement que la bandelette ne peut pas se déchirer et qu'elle conserve sa résistance au cours du temps. Vous pourrez ressentir une gêne légère qui s'estompe en quelques jours. Quelques pertes vaginales peuvent se produire pendant les premiers jours en postopératoire. Cela est habituellement dû à la résorption du fil de suture placé dans le vagin. Cependant, si les symptômes persistent ou en cas de douleur ou de fièvre, une consultation est peut-être nécessaire.

Quels sont les risques et les bénéfices d'une intervention par soutènement ?

Même si la technique remporte tous les suffrages avec une amélioration ou une guérison dans plus de 80 % des cas, le médecin aura pris soin de vous prévenir des risques encourus. Aussi simple soit-elle, la technique du soutènement uréthral reste une intervention chirurgicale avec ses aléas. D'une certaine manière, la complication principale tient à l'absence de résultats satisfaisants puisque 10 % des patientes considèrent que l'intervention est un échec. En revanche, les complications opératoires réelles sont rares, voire exceptionnelles. La plus fréquente demeure l'infection urinaire postopératoire (5 % à 10 % des patientes). Parmi les autres, on peut mentionner la plaie de la vessie, l'hématome ou encore la mauvaise cicatrisation du vagin. Il n'est pas rare de ressentir des envies pressantes pendant les jours qui suivent l'intervention. Si cela persiste ou est trop marqué, le premier réflexe est d'éliminer une infection urinaire en faisant une analyse d'urine au laboratoire (ECBU). Enfin, sans que cela constitue une véritable complication, la plupart des patientes décrivent une modification de la miction avec un jet d'urine plus lent. Dans cette situation plutôt que de pousser lors de la miction pour améliorer le jet urinaire, il est préférable de se pencher en avant, ce qui a pour effet de diminuer un peu l'effet de serrage de la bandelette. Cependant, il arrive qu'un très petit nombre de femmes opérées n'arrivent plus à vider leur vessie complètement, ce qui peut amener le chirurgien à réintervenir pour sectionner la bandelette, avec le risque de voir réapparaître l'incontinence. Ceci arrive chez moins de 1 % des patientes en moyenne.

J'ai été opérée il y a quelques mois avec mise en place d'une bandelette sous-uréthrale. J'ai depuis des pertes vaginales, et mon partenaire ressent une douleur lors des rapports. Que se passe-t-il ?

Les interventions de soutènement uréthral comportent la mise en place sous le canal de l'urèthre d'une petite bandelette synthétique. La tolérance locale de ce type de matériel est excellente puisque, dans près de 99 % des cas, la cicatrisation est parfaite. Il arrive néanmoins, rarement, que la cicatrisation vaginale ne se fasse pas totalement, ce qui explique les pertes vaginales et la douleur du partenaire lors des rapports. Dans la plupart des cas, le problème peut être solutionné simplement par une petite retouche chirurgicale locale. De manière relativement exceptionnelle, le chirurgien peut être contraint de retirer la bandelette avec, dans ce cas, le risque de récidive de l'incontinence.
Rappelons qu'il est habituel d'avoir quelques pertes jaunâtres dans les jours suivant l'intervention, cela étant dû à la résorption du fil de suture placé dans le vagin. Cependant, si ces pertes sont importantes, nauséabondes ou en cas de fièvre, demandez conseil à votre chirurgien.

Pr Pierre Costa

Urologue, Nîmes

Quels matériaux pour la chirurgie ?

"Les problèmes de la technique par bandelette ne concernent pas la suspension vaginale, mais surtout le matériau. Cinq cent mille femmes ont déjà été opérées par cette méthode, dont 100 000 en France. La chirurgie est peu traumatisante et favorise une récupération rapide après l'intervention. Les douleurs postopératoires sont rares. Aussi, les questions posées au corps médical concernent-elles premièrement, le tissu synthétique et, deuxièmement, les accouchements ultérieurs. En ce qui concerne le tissu, on n'est pas encore assuré de la durée de vie du matériau. Il répond à des critères de qualité, sans risque de cancer, stérilisable, non allergisant et favorisant une bonne fixation. Le recul de sept ans est conséquent mais ne suffit pas pour envisager l'avenir. La deuxième interrogation concerne la pose d'une bandelette avant un accouchement. Les études actuelles sont encore trop empiriques pour décider si une femme ayant eu une opération par soutènement doit bénéficier systématiquement d'un accouchement par césarienne. Un registre (collectant les cas) sous l'autorité d'une expertise scientifique est en cours de constitution par les médecins réalisant cette intervention."

J'ai 83 ans. Est-il raisonnable de me faire opérer ?

La plupart des interventions proposées dans le cadre de la prise en charge de l'incontinence se montrent efficaces, même chez la personne âgée. On n'est jamais ni trop jeune ni trop âgée dès lors qu'on est gênée. En ce qui concerne l'intervention par soutènement, il n'y a pas de limite d'âge. L'opération est donc accessible à toutes les femmes, même au-delà de 80 ans.

Les contre-indications sont davantage liées à l'état général qu'à une pathologie associée. Cependant, les études scientifiques ont montré que les résultats obtenus par la chirurgie pouvaient être légèrement moins satisfaisants à un âge avancé. Cela est dû notamment à une fragilité particulière de la vessie qui, en vieillissant, perd un peu de ses forces et aura ainsi plus de mal à se vider complètement après l'intervention. L'évaluation attentive préopératoire est peut-être encore plus importante dans ce contexte afin d'analyser au mieux le rapport bénéfice-risque de l'intervention.

Qui doit m'opérer ?

La technique du soutènement s'est considérablement développée. L'intervention est donc pratiquée dans toute la France par la plupart des services de chirurgie traitant l'incontinence urinaire. Chirurgiens urologues et gynécologues sont aujourd'hui formés à cette technique. La question essentielle est d'être pris en charge par un praticien qui maîtrise l'ensemble des techniques. Renseignez-vous sur la formation du médecin qui va vous prendre en charge, et ne vous précipitez jamais : l'incontinence n'est en rien une pathologie qui doit être traitée en urgence ! Le plus important est de se confier à un praticien qui a la maîtrise complète de la pathologie sous ses différents aspects et qui pourra donc vous proposer une prise en charge globale.

En ce qui concerne les autres interventions (neuromodulateurs, sphincter artificiel, etc.), elles sont réalisées par les chirurgiens urologues.

Si c'est à vous, en tant que patiente, de décider ou non de vous faire opérer, c'est bien au chirurgien de déterminer la technique la mieux adaptée à votre cas.

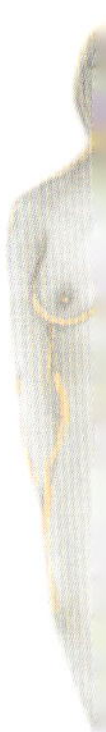

Combien de temps faudra-t-il pour me remettre d'une intervention de soutènement ?

Vous pouvez reprendre une activité normale à votre sortie d'hôpital, sous réserve d'être raisonnable et d'éviter les efforts, notamment le port de charges lourdes, puisque la bandelette n'est pas fixée (effet Velcro). Il faut donc laisser un peu de temps pour la cicatrisation. Le calendrier postopératoire pourrait se résumer ainsi :

- hospitalisation de quelques heures,
- reprise des activités usuelles après 48 heures environ,
- arrêt de travail de cinq à huit jours en moyenne,
- reprise des activités intenses ou sportives après trois à quatre semaines.

La douleur postopératoire est habituellement modérée et justifie le recours à des antalgiques simples pendant quelques jours.

Quand devez-vous espérer voir les effets de l'intervention ? L'effet sur les fuites à l'effort est quasiment immédiat : ainsi, vous constaterez que si vous toussez après l'intervention la fuite aura disparu. En revanche, la vessie et le canal de l'urèthre sont un peu "perturbés" par la mise en place de la bandelette, notamment en raison d'un œdème lié à la bandelette et à la cicatrice. Cela peut se traduire par des envies pressantes et quelques difficultés pour vider la vessie. Globalement, le résultat définitif de l'intervention s'apprécie après un à trois mois postopératoires.

Dois-je poursuivre la rééducation après l'opération de soutènement ?

Aucune étude n'a prouvé son intérêt, mais meilleure sera la tonicité des muscles, meilleurs seront les résultats. Ainsi, il pourrait être utile d'entretenir votre périnée par quelques séances de rééducation au cours de l'année. N'oublions pas que, en France, l'espérance de vie d'une femme âgée de 50 ans est de plus de trente ans. Ainsi, si l'on veut donner à la bandelette le maximum de chances de "tenir le coup", un peu de rééducation d'entretien permettant de tonifier le périnée n'est certainement pas superflue.

Le chirurgien m'a promis 100 % de réussite après l'opération. Puis-je le croire?

Non ! Si l'ensemble des interventions décrites ici sont aujourd'hui bien connues et encadrées par des protocoles sérieux et fiables, vous n'êtes jamais à l'abri d'un résultat incomplet ou non satisfaisant. Une intervention, quelle qu'elle soit, n'est jamais bénigne. L'information que vous aurez trouvée et les questions que vous poserez au médecin vous prouveront déjà qu'un taux de réussite de 100 % n'existe pas. Si les résultats publiés par les experts prouvent l'intérêt des méthodes, aucun n'évoque 100 % de réussite...

Dans quel cas pose-t-on un sphincter artificiel ?

Le problème du sphincter est en fait un problème "de robinetterie". Il s'agit donc, si ce n'est de remplacer la partie qui fonctionne mal, au moins de pallier le problème. La méthode est efficace dans le cas d'une incontinence grave après des échecs thérapeutiques et chirurgicaux.

Le sphincter artificiel est une prothèse en silicone implantée dans l'organisme. Il est composé de trois parties :

- une manchette, qui est fixée autour du canal de l'urèthre comme une petite bouée. Quand elle est gonflée par un liquide (sérum), elle comprime le canal et le ferme ;
- un petit ballon de 4 cm de diamètre environ, qui sert de réservoir (sérum ou eau distillée) et qui est relié au système. La taille du ballonnet détermine la pression à l'intérieur de ce système ;
- une petite pompe placée dans la grande lèvre, qui permet l'activation du système. Elle est aussi reliée à la manchette et au ballon.

Cette prothèse est totalement implantée, invisible. Son fonctionnement est hydraulique. Vous l'activez vous-même en appuyant sur la petite pompe, ce qui facilite la décompression. L'anneau se vide, autorisant l'ouverture de l'urèthre pour la miction, puis se referme spontanément pour obturer le canal et assurer la continence.

Ce système ingénieux vient des États-Unis et se développe en France où 4 000 personnes ont déjà été opérées, dont un tiers de femmes. Avec une bonne indication, le taux de réussite est de 85 %. À noter que, chez 5 % des patients environ, on est obligé de le retirer pour intolérance.

J'ai entendu parler de la technique des ballonnets ou des injections. En quoi cela consiste-t-il ?

Ce traitement vise l'incontinence à l'effort. Le principe est de resserrer le canal de l'urèthre par une compression. Deux petits ballonnets sont ainsi positionnés de chaque côté du canal de l'urèthre. Le volume de chacun des ballons est adapté à chaque cas afin d'obtenir le meilleur compromis possible entre une compression efficace et une miction qui reste facile et complète. L'intervention se fait sous péridurale ou sous anesthésie générale. L'opération dure 10 minutes par côté. En France, seules une centaine de femmes ont été opérées et la technique est en cours de validation. Cette méthode pourrait devenir, dans certaines circonstances, une alternative au sphincter artificiel.

Le même principe de traitement de l'incontinence à l'effort peut être obtenu en injectant directement dans la paroi du canal de l'urèthre un produit qui se présente sous la forme d'une pâte et qui a pour objectif de réduire le calibre du canal uréthral. Ceci facilitera d'autant sa fermeture lors des efforts sans toutefois compromettre la vidange vésicale. Différents produits ont été utilisés dans cette technique : téflon, collagène, silicone. Le produit actuellement proposé est à base d'acide hyaluronique. L'injection se fait sous anesthésie locale. L'hospitalisation n'est pas nécessaire. Les résultats de cette technique sont en cours d'évaluation.

J'ai été opérée pour mon incontinence il y a quelques années. Les troubles reviennent. Dois-je me faire réopérer ?

Votre incontinence a pu évoluer et d'autres facteurs de risque sont venus s'ajouter à ceux qui vous caractérisaient initialement (ménopause, par exemple). De plus, il y a une dizaine d'années, on ne pratiquait pas la technique du soutènement. Il paraît dans ce cas souhaitable de consulter à nouveau et envisager une autre opération après la rééducation peut être judicieux.
En ce qui concerne les résultats obtenus avec les techniques récentes de soutènement uréthral et en comparaison avec des techniques plus anciennes, il y a tout lieu d'être confiant quant au résultat à long terme.

Quel prix pour quel traitement ?

En 1995, un rapport de l'Association Française d'Urologie évaluait le coût direct de l'incontinence. Sur la base de 250 000 consultations, deux millions de séances de rééducation et de soins corporels ambulatoires, 10 000 interventions chirurgicales et les prescriptions

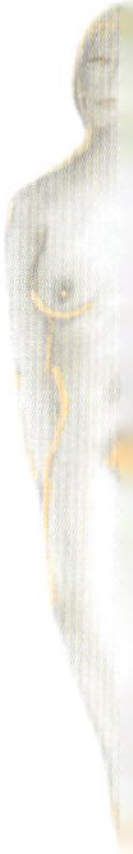

médicales, on estimait le coût total à près de 150 millions d'euros, sans compter le coût des protections absorbantes. Étant donné la prévalence de la pathologie et l'évolution démographique, ce montant n'a pu qu'augmenter.

La plupart des traitements sont certes pris en charge par l'assurance maladie mais sachez que, pour la collectivité :

- une série de douze séances de rééducation (nombre minimal de séances à effectuer) coûte autour de 240 euros ;
- le dispositif utilisé pour une intervention par soutènement coûte environ 500 euros ;
- les protections absorbantes reviennent en moyenne entre 4 à 8 euros par jour, soit un coût annuel pouvant aller jusqu'à 2 700 euros ;
- un sphincter artificiel revient à peu près à 5 000 euros, un neuromodulateur à 10 000 euros environ.

À ces chiffres il faut ajouter le coût de l'hospitalisation, de plus en plus réduit dans la chirurgie de soutènement. Ainsi, les procédures chirurgicales de soutènement (voir infra) reviennent à peu près à 1 000 euros (sans compter les frais du bloc opératoire).

À titre d'information, le coût de l'incontinence de la femme aux États-Unis en 1995 s'élevait à 12,5 milliards de dollars. Ce chiffre est à comparer avec le coût du cancer du sein à la même époque et dans le même pays qui, était de 8,9 milliards de dollars.

IX. Perspectives

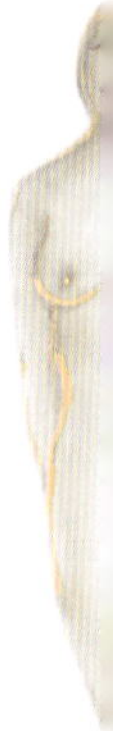

Où en est la recherche médicale ?

La recherche fondamentale a abouti à une meilleure compréhension des mécanismes de l'incontinence et a donc permis de chercher des moyens pour y remédier. Les laboratoires pharmaceutiques travaillent aussi sur de nouvelles molécules, notamment dans le domaine de l'incontinence à l'effort ou pour améliorer la tolérance des traitements prescrits pour supprimer l'hyperactivité de la vessie.

Le deuxième axe de recherche concerne l'épidémiologie (étude de la fréquence des maladies). Elle permet de mieux évaluer les facteurs de risque spécifiques liés à l'incontinence, soit au niveau génétique, soit en lien avec les modalités d'accouchement (par voies basses, forceps). À terme, lorsque les facteurs de risque spécifiques auront été identifiés, on pourra alors proposer des stratégies de prévention.

Enfin, les techniques de chirurgie essentiellement réservées au traitement de l'incontinence d'effort deviennent de plus en plus efficaces et de moins en moins agressives.

On le voit, l'incontinence urinaire est une pathologie à part entière. De nombreux efforts de recherche y sont consacrés, ce qui s'est traduit au cours de ces dernières années par de véritables avancées thérapeutiques.

Parallèlement, plus les solutions se multiplient, plus le choix thérapeutique devient complexe. Il est donc important d'être pris en charge par des praticiens qui maîtrisent le plus grand nombre de techniques.

Pourquoi y a-t-il une semaine nationale de l'incontinence tous les ans ?

Organisée par l'Association Française d'Urologie (AFU), la Semaine Nationale de l'Incontinence, qui a vu le jour en mai 2003, a mobilisé mille médecins. Parler et faire parler de l'incontinence, dédramatiser et informer, faire tomber les tabous, tels furent ses objectifs. Il y a dix ans, seuls 10 % des malades se traitaient ; ils sont 25 à 30 % aujourd'hui. Le but est donc d'expliquer et d'informer le grand public sur cette pathologie trop souvent méconnue et considérée comme inévitable par un trop grand nombre de femmes. En pratique, la Semaine Nationale de l'Incontinence, c'est la mise à disposition de brochures chez les médecins, une campagne d'affichage en pharmacie et dans les salles d'attente, des conférences dans les universités, dans les centres de formation et dans des écoles et, enfin, un numéro indigo sur lequel des urologues répondent à vos questions huit jours durant.

L'intérêt de cette information est de sensibiliser non seulement les patients mais aussi les pouvoirs publics, afin que la population n'hésite plus à consulter les professionnels concernés et que des moyens soient mis au service de cette pathologie.

Calendrier mictionnel

Nom :
Prénom :

Date :

Horaires	J1		J2		J3	
	Vol. uriné	Fuites	Vol. uriné	Fuites	Vol. uriné	Fuites
6 h						
7 h						
8 h						
9 h						
10 h						
11 h						
12 h						
13 h						
14 h						
15 h						
16 h						
17 h						
18 h						
19 h						
20 h						
21 h						
22 h						
23 h						
0 h						
1 h						
2 h						
3 h						
4 h						
5 h						

Ce calendrier mictionnel doit être rempli pendant 2 ou 3 jours consécutifs. Vous devez y reporter l'heure à laquelle vous avez uriné ainsi que le volume de la miction. Ce dernier peut être obtenu en urinant dans un simple verre gradué. Enfin, vous pouvez signaler les épisodes de fuites en mettant une croix en fonction de l'heure de survenue.

Anticholinergique : médicament bloquant l'action de l'acétylcholine (substance permettant la transmission nerveuse du système parasympathique) dans le système nerveux végétatif.

Biofeedback : en français, "rétrocontrôle biologique". Technique de maîtrise des émotions et de leurs répercussions sur le système cardiovasculaire et les organes.

Calendrier mictionnel : fiche de recueil sur laquelle la patiente inscrit l'heure de chaque miction, le volume uriné à chaque miction et l'heure de survenue des fuites. Ce calendrier est habituellement rempli pendant 3 jours consécutifs.

Cônes : dispositifs d'aide à la rééducation périnéale.

Cystite : inflammation de la vessie.

Cystite interstitielle : maladie inflammatoire de la vessie responsable de douleurs vésicales d'intensité croissante au fur et à mesure que la vessie se remplit. La douleur est habituellement soulagée par la miction.

Cystographie : radiographie de la vessie remplie d'une substance opaque aux rayons X.

Cystomanométrie : mesure de la capacité de la pression vésicale consistant à remplir progressivement la vessie avec de l'eau afin de faire ressentir les premiers besoins et les besoins impérieux d'uriner.

Cystoscopie : examen de l'intérieur de la vessie à l'aide d'un instrument permettant d'éclairer sa cavité.

Débitmètre et débitmétrie : dispositif permettant de mesurer et d'enregistrer le débit urinaire.

ECBU : sigle pour "examen cytobactériologique des urines". Permet de rechercher les cellules et les germes contenus dans les urines.

Énurésie : émission involontaire et inconsciente d'urine, généralement nocturne, chez un enfant ayant dépassé l'âge de la propreté et n'ayant pas de lésion organique des voies urinaires.

Fistule : canal pathologique mettant en communication anormale deux organes (fistule interne) ou un organe et la peau (fistule externe).

Hystérectomie : ablation de l'utérus.

Hystéroptose : descente anormale de l'utérus dans le petit bassin due à un relâchement des moyens de fixation de cet organe.

Incidence : nombre de cas de maladies qui ont commencé ou de personnes qui sont tombées malades pendant une période donnée, dans une population.

Instabilité vésicale : dysfonctionnement de la vessie se caractérisant par la survenue d'envies pressantes avec ou sans fuites.

Laxité : défaut de tension et de résistance des fibres musculaires ou des ligaments.

Ménorragie : augmentation de l'abondance et de la durée des règles.

Métrorragie : saignement par le vagin en dehors des règles.

Miction : émission naturelle d'urine par évacuation de la vessie.

Multipare : femme ayant déjà eu plusieurs accouchements.

Neuropathie périnéale : étirement ou mauvais fonctionnement des nerfs qui commandent le sphincter urinaire et les muscles du périnée.

Nullipare : femme n'ayant jamais accouché.

Périnée : région du corps constituant le plancher du petit bassin où sont situés les organes génitaux externes et l'anus.

Pollakiurie : augmentation anormale du nombre des mictions.

Post-partum : période qui suit un accouchement.

Prévalence : nombre de maladies ou de malades dans une population donnée, sans distinction entre les cas nouveaux et les cas anciens. Elle se distingue de la fréquence (ou incidence) : nombre de cas ou de maladies dans une population donnée qui ont commencé durant une période donnée (exemple : par an).

Primipare : femme ayant eu un seul accouchement.

Profil uréthral : test habituellement réalisé au cours d'un examen urodynamique consistant à enregistrer la pression du sphincter urinaire.

Prolapsus : chute ou abaissement d'un organe (ou d'une partie d'organe) par suite du relâchement de ses moyens de fixation.

Rectocèle : saillie de la paroi antérieure du rectum dans le vagin.

Soutènement uréthral : technique chirurgicale ayant pour objectif de refaire les éléments ligamentaires qui solidarisent le canal de l'urèthre au pubis.

Sphincter : anneau musculaire entourant un orifice ou un canal naturel et permettant son ouverture et sa fermeture.

Stimulation électrique : technique de rééducation périnéale consistant à provoquer une contraction des muscles du périnée et du sphincter urinaire par application d'un courant électrique de très faible amplitude. Cette technique nécessite habituellement l'emploi d'une sonde vaginale.

Urèthre : canal allant du col de la vessie au méat urinaire et permettant l'écoulement de l'urine (et du sperme chez l'homme).

Urodynamique : ensemble des tests réalisés pour mesurer le fonctionnement de la vessie et du sphincter urinaire. L'examen urodynamique comporte habituellement une débitmétrie, une cystomanométrie et une profilométrie uréthrale.

Les définitions sont tirées des deux ouvrages suivants :

"Dictionnaire des termes de médecine", Garnier et Delamare, Éd. Maloine, Paris.

"Petit Larousse de la Médecine", Éd. Larousse, Paris.

Table des matières

I. Du fonctionnement normal à l'incontinence

II. Symptômes de l'incontinence

IV. Incontinence et hérédité

V. Consulter pour incontinence

VI. Hygiène de vie et prévention

Table des matières

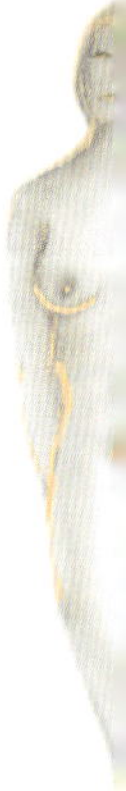

C. Sexualité

VIII. Traitements de l'incontinence

A. Médicaments

B. Rééducations

Table des matières

Remerciements de l'éditeur à :

Gérard Mégret
Lauriane Noury
Catherine Pierre
Catherine Rousset